马奶

营养功能与产品开发

任大喜　曾亚琦　张丽茹　主编

化学工业出版社

·北京·

内容简介

本书主要介绍马奶的营养功能和产品的生产开发，包括马奶的文化历史、马奶产业与品种、马奶的营养成分和理化性质、马奶及其制品医疗保健功效的综述和临床研究的案例、马奶及其制品保健功效的机制和分子生物学基础、发酵菌株筛选、马奶制品生产技术和产品检测、马奶制品的工艺改良和市场前景、马奶产品的研究方向和未来趋势等，以助力马奶产业的可持续发展。

本书可供从事马奶及其他乳制品的生产研究人员，以及食品科学与工程相关专业师生参考。

图书在版编目（CIP）数据

马奶营养功能与产品开发 / 任大喜，曾亚琦，张丽茹主编. -- 北京 : 化学工业出版社，2025. 9. -- ISBN 978-7-122-49252-4

Ⅰ. R151. 3；TS252. 42

中国国家版本馆 CIP 数据核字第 202558LW96 号

责任编辑：彭爱铭　　　　装帧设计：刘丽华

责任校对：杜杏然

出版发行：化学工业出版社

(北京市东城区青年湖南街 13 号　邮政编码 100011)

印　　装：北京盛通数码印刷有限公司

710mm×1000mm　1/16　印张 11¼　字数 180 千字

2025 年 11 月北京第 1 版第 1 次印刷

购书咨询：010-64518888　　　　售后服务：010-64518899

网　　址：http://www.cip.com.cn

凡购买本书，如有缺损质量问题，本社销售中心负责调换。

定　　价：88.00 元

本书编写人员

主　编　任大喜　浙江大学

曾亚琦　新疆农业大学

张丽茹　新疆那拉本源乳业有限公司

副主编　张连潮　新疆那拉本源乳业有限公司

任万路　新疆农业大学

黄新红　伊犁那拉乳业集团有限公司

其他编写人员（按姓氏拼音排序）

范铁良　伊犁那拉乳业集团有限公司

高　欢　黑龙江东方学院

孔思溢　浙江大学

罗　鹏　新疆农业广播电视学校巩留县分校

孟　军　新疆农业大学

潘慧玲　新疆农业大学

石　刚　伊犁那拉乳业集团有限公司

台艳杰　伊犁那拉乳业集团有限公司

王建文　新疆农业大学

武玉雪　浙江大学

谢飞杰　新疆军农乳业有限公司

解伟建　伊犁那拉乳业集团有限公司

张怡轩　新疆农业大学

张宗杰　伊犁那拉乳业集团有限公司

序

在人类历史进程中，马既是文明的承载者，也是文化的传播者。从古代军事征战的铁骑到丝路的商队，从农耕文明的耕耘者到现代竞技赛场的疾风，马的角色随时代变迁而不断演化。我国马业曾以 1144 万匹存栏量位居世界之首，为我国经济社会发展提供了重要支撑，马奶作为我国传统的特色乳制品，如今，正随着人民生活水平的提高逐渐兴起，成为现代马业转型升级的又一突破口，成为农牧民增收的重要抓手。

马奶作为自然界中成分与人乳最为接近的乳品，蕴含着极为丰富的营养价值，其市场潜力正随着人们对健康食品的追求而迅速扩大。近年来，国家、地方各级政府高度重视马奶产业的发展，《全国马产业发展规划（2020—2025）》提出，要提高马乳产量和质量，加强马乳研究应用，开发精深加工产品，提升马产品附加值。《新疆现代马产业发展规划（2019—2030 年）》中提出，到 2030 年，马乳加工率达到 40% 以上，整合归并区内小规模马乳加工企业，引导企业扩大加工品种范围，开展传统风味马乳加工，研发适应国内大众消费的新产品，为马奶产业的发展指明了方向。但目前马奶产业发展仍存在龙头企业少，品牌效应低，资源优势、资本优势转化能力不足，产业带动力不强，养殖加工存在一定程度脱节，缺乏稳定的利益联结机制等问题。在传统马业向现代马业转型的关键时期，科学技术是推动产业发展的核心动力，在此背景下，正值新疆维吾尔自治区重点研发项目“马产品精深加工与生物制品研发”实施期间，浙江大学、新疆农业大学、伊犁那拉乳业集团有限公司共同编写的《马奶营养功能与产品开发》一书应运而生，以期为广大从业人员的生产与工作提供参考。

本书深入挖掘马奶文化历史，涵盖人类最早饮用马奶的历史、中国马奶的古代起源以及马奶酒文化的跨民族传播，阐述马奶在民族传统医学及饮食文化中的重要地位。同时全面分析世界和中国马奶业发展现状，探讨乳马养殖与马奶生产技术要点，为马奶产业基础建设提供理论支撑，详细论述马奶营养成分，剖析其生物学意义、健康价值及发酵转化机制，分析马奶理化性质与质量检测技术。本书系统介绍马奶产品生产制造环节，讨论工艺改良、发酵菌株筛选等问题，阐述各类产品工艺、特性及市场前景，深入探讨马奶医疗保健功效，提供科学依据，展望马奶产品研究方向及趋势，探讨各方面的研究进展和未来发展方向，助力马奶产业的可持续发展。全书内容全面，逻辑清晰，能够为乳用马养殖人员、马奶加工技术人员、科研工作者和高校相关专业师生、市场推广人员等从业人员提供极大实用价值。

在马奶产业快速发展的当下，本书的出版恰逢其时。它不仅为从业者提供了详尽的知识体系和发展方向，也为关注马奶制品开发的人士提供了窗口。通过对马奶文化历史的深入挖掘，对马奶营养成分的系统剖析，对生产制造工艺的精细讲解，以及对未来发展趋势的前瞻性展望，本书为马奶产业的可持续发展奠定了坚实的理论基础，注入了强大的实践动力。相信在本书的助力下，马奶产业将迎来更多的创新与突破，为满足消费者对健康食品的需求、推动区域经济发展贡献更大的力量。愿所有致力于马奶产业发展的同仁们，能从本书中汲取智慧，携手共进，共同开创马奶产业的美好未来。

前言

马奶作为一种具有独特营养功能和深厚文化内涵的乳制品，其开发与利用对于推动相关产业的发展、满足人民日益增长的营养健康需求等方面具有重要意义。据不完全统计，全球约有3000万人饮用马奶或使用相关产品，并以10.5%的复合增长率迅速增长，欧洲及中亚地区已有较为成熟的马奶加工企业，市场前景巨大。马奶中不仅富含多种对人体有益的营养成分，且比牛奶、羊奶等动物源乳品更接近母乳。此外，马奶具有免疫调节、抑菌杀菌、美容养颜等多种保健功效，其产品开发潜力巨大。

近年来，随着我国生活水平的日益提高，新疆、内蒙古等马产业强区马奶的产量和需求量日益提升。近几年，新疆地区年产马奶达到约6万吨，内蒙古锡林郭勒盟挤奶马匹约1.6万匹，年产鲜马奶超5000吨，拥有2家大型企业和128家小型加工牧户，形成“龙头企业+合作社+牧户”的马奶产业。然而，长期以来，马奶的营养价值和应用前景未被充分挖掘和重视，相关研究和产业发展相对滞后。在当今健康消费理念兴起的时代背景下，深入研究马奶的营养功能，推动马奶产品的开发与创新，可进一步促进马奶产业可持续发展，满足消费者对营养健康需求日益提升的迫切需求。

我国自古以来就有饮用马奶的传统，但由于多种因素的制约，在马奶营养功能研究、产品开发以及相关产业建设方面尚存在诸多不足。专业人才匮乏、研究基础薄弱、市场认知度较低等问题，导致马奶的资源优势未能有效转化为产业优势，马奶产品的市场潜力未能充分释放，这在很大程度上限制了马奶产业的发展壮大。为打破这一局面，提升马奶产业的整体水平，推动马奶产品在健康食品领域的广泛应用，我们编写了《马奶营养功能与产品开发》一书。

本书内容共分为六章。第一章绪论：主要介绍了马奶的文化历史渊源，包括马奶的饮用历史、中国马奶的古代起源以及马奶酒的文化及其跨民族传播等内容，同时探讨了马奶在民族传统医学中的应用和在我国各民族饮食文化中的地位。第二章马奶产业与乳用马品种：全面介绍了世界和中国马奶产业的概况，包括产业规模、分布和发展趋势等，并详细阐述了乳用马的品种、养殖以及马奶生产管理技术。第三章马奶营养成分与理化性质：系统讲解了马奶的营养成分，如乳蛋白质、氨基酸、乳脂肪、脂肪酸、乳糖、矿物质与维生素等，以及马奶的物理性质、化学性质、与其他乳的对比分析和质量检测方法。第四章马奶产品生产制造：深入介绍了酸马奶、马奶粉、马奶酒以及其他马奶产品的生产工艺、产品特性、健康益处、市场潜力和未来发展方向。第五章马奶及其制品的保健功效和科学依据：对马奶的医疗功效，如治疗高血压、心脏病、胃肠道疾病、免疫系统疾病等，以及保健功效，如增强免疫力、促进消化、改善睡眠、抗衰老等进行了详细阐述，并探讨了马奶疗法的现代科学依据和保健食品的评价标准。第六章马奶产品研究方向及趋势：展望了马奶产品在工艺改良、发酵菌株、益生菌种类及功能、质量控制以及其他方面的研究方向和未来发展趋势，包括酸马奶工艺改良、马奶酒工艺改良、发酵除膻、传统马奶酒发酵菌的筛选、不同马奶酒的发酵剂与品质关系、酸马奶中益生菌的保健功能、马奶产业现状、现行相关标准、质量安全问题、成本控制、奶源质量、马奶巴氏杀菌条件筛选、马奶热处理蛋白质变性程度比较及机理分析等内容。

本书由任大喜、曾亚琦、张丽茹主编，张连潮、任万路、黄新红副主编，由新疆农业大学姚新奎教授主审。具体章节编写如下：第一章、第二章由曾亚琦、任万路等人编写；第三章、第四章由张丽茹、张连潮、黄新红等人编写，第五章、第六章由任大喜等人编写。

在本书的编撰过程中，编者参考了大量专业文献，在此向文献的原作者们致以诚挚的谢意。同时，鉴于时间紧迫以及编者能力有限，书中可能存在一些不足之处，我们真诚地希望广大读者能够提出宝贵的意见和建议，以便在今后的研究与工作中不断优化与完善。

编　者

2025 年 8 月

目录

第一章 绪论

第一节 马奶文化历史篇

一、马奶的饮用历史

在现代健康饮食的潮流中，马奶作为特色乳品受到关注。它的饮用历史可以追溯到数千年前。英国埃克塞特大学考古学家对波泰文化时期（距今约 5500 年）出土的陶器进行脂质残留分析发现，其中含有马奶脂肪的痕迹。这表明，早在公元前 3500 年左右，波泰人便已经将马奶作为食物来源。无独有偶，在蒙古草原青铜时代遗址（距今 3200 年前）中，通过对人类牙齿中的牙垢进行分析发现，其中含有马奶蛋白质的痕迹。这些研究表明，在早期人类便已经开始饮用马奶，且马奶饮用历史与马匹的驯化历史相吻合，说明马自驯化伊始便已经开始为人们提供乳产品。

二、中国马奶古代起源

马奶饮品的最早官方记载可追溯至西汉武帝时期。在《汉书》中记载了有关于皇室及上层社会饮用马奶酒的情景，据推测这可能是受到了匈奴文化的影响。当时，政府对马奶饮品的生产进行了专门化管理，将原本的“家马令”改名为“挏马令”，确定由此机构专门负责乳马取汁以及酸马奶的制作等事宜。挏马令的职责颇为细致，他们需使用韦革容器来盛装马乳，并通过一种名为“挏”的搅拌方式，将乳脂分离出来，从而形成一种分层发酵的独特饮品。这种工艺与后世游牧民族制作马奶酒的方法如出一辙，具有重要的历史传承价值。

匈奴、高车、突厥等游牧民族因其民族特性一直将马奶视为极其重要的营养来源及文化符号。在《魏书·高车传》中便有记载，高车人在婚礼中会“持马酪熟肉节解”；在《周书·突厥传》中亦提及突厥人“饮马酪为酒”，这些都充分展现了马奶在游牧民族婚俗以及社交活动中所占据的重要地位。值得一提的是，游牧民族的饮食习俗对唐代宫廷亦产生了一定影响，如唐玄宗就曾赐予安禄山马酪以示亲厚。这一小小的举动，不仅体现了当时宫廷文化组成的多元性，也从侧面展现了马奶在当时社会中的重要地位。

三、马奶酒的文化及跨民族传播

从匈奴时期一直到蒙古时期，马奶发酵的核心工艺——搅拌促发酵，始终没有发生根本性的变化。在奄蔡语中，“麠沆”这个词专门用来指代经过反复搅拌而制成的上品马奶酒。然而，不同民族仍会根据其需要在制作过程中改良不同的原料配方或工艺。在《齐民要术》中便记载，突厥系民族常常会通过混合驴乳来加速发酵。在元朝时期，马奶酒（蒙古语称为“忽迷思”）的制作工艺达到了一个新的高度。根据13世纪欧洲传教士鲁布鲁克的记载，当时人们制作马奶酒，需将马奶放置在皮囊中搅拌数日，使其发酵成酒，所制成的马奶酒可分为普通的“忽迷思”和上等的“哈剌忽迷思”。其中，“哈剌忽迷思”经过澄清后，其色泽如同白葡萄酒一般诱人，而这种上等马奶酒仅供贵族享用。

在成吉思汗时期，马奶酒更是被定为“御膳酒”来犒赏有功之臣，并在后期融入进军事文化之中成为将士们征战时重要的补给饮品，为其提供必要的能量和营养。马奶酒也与“那达慕”大会以及勇士精神紧密地绑定在一起，被视为“长生天的恩赐”。在那达慕大会上，人们尽情地享受着马奶酒带来的愉悦及勇士精神的鼓舞，每当勇士们出征前，必定会饮用马奶酒以壮胆。

在游牧文化与中原文明交流的过程中，也有许多文字记载。元代的汉文文献中以“马湩”“马潼”等词记录了马奶的饮用场景：如萨都剌的诗“祭天马酒洒平野”，生动地描绘了草原祭祀时宏大而庄严的场景；许有壬的《上京十咏·马酒》中“味似融甘露，香疑酿醴泉”，体现了中原地区对马奶酒的赞誉。

第二节　马奶在民族传统医学中的应用

一、我国历代医学典籍中的记载

元代忽思慧的《饮膳正要》明确记载“马乳：性冷，味甘。止渴，治热。有三等，一名升坚，一名晃禾儿，一名窗兀。以升坚为上”。说明马乳具有助消化、活血化瘀等功能，并且把马乳分成三等，最好的级别为升坚。酸马奶疗法是蒙古族“寒热平衡”理论的典型范例。在治疗炎症时，蒙古族会将新鲜的马奶冷却后服用，同时辅以银碗盛放，以增强疗效；在治疗寒症（如胃寒、风湿）时，则会将马奶加热后加入黄油、黑胡椒等调料，温服以达到驱寒的目的。这些疗法体现了蒙古族对马奶的独特应用和对传统医学理论的深刻理解。

蒙医经典《蒙医药选编》明确提及“马奶能养肺，祛关节赫依病”，在蒙医的理论体系中，马奶被视为“滋补强身之宝”。书中阐述了酸马奶“祛寒、开胃、解毒”的功效，强调了其在治疗疾病和调养身体方面的重要作用。此外，《蒙医药选编》用马奶治疗“赫依病”（类似现代焦虑症和消化功能紊乱）的方法，认为马奶能够调节体内“三根平衡”，即赫依、希拉、巴达干的平衡，从而达到治疗疾病的目的。

古代人们对马奶功效的描述大多基于观察和经验，缺乏现代药理学的验证。如曾经有记载称马奶可治疗“瘟疫”，实际上，这种说法可能混淆了马奶与疾病预防的关系。现代医学研究表明，古代医学典籍中将马奶视为疗愈疾病的依据是马奶中富含溶菌酶，这种酶具有强大的杀菌作用，能够有效地清除体内的有害细菌，契合古人对其“清热解毒”的描述。同时，马奶中的乳铁蛋白具有免疫调节的功能，能够增强机体的免疫力，预防疾病的发生。并且，马奶中还含有丰富的维生素 C，具有强大的抗氧化作用，能够清除体内的自由基，保护细胞免受氧化损伤。

二、其他国家的马奶应用

伊本·西纳著作《医典》中记载马奶有一定的药用价值，如马奶具有温和、滋补身体、增强体力等功效；并且有助于消化和吸收食物，对消化系统有益；在治疗一些疾病方面也有一定的作用，如能有效缓解某些肺部疾病和咳嗽症状。该典籍的治疗方法体现了欧洲医学对马奶的重视和对其药用价值的深入研究。

马奶中富含丰富的水分和营养成分，阿拉伯商人将马奶引入北非地区，以治疗沙漠地区人们常见的脱水和营养不良等问题。古希腊学者亚里士多德曾提到，马奶“易于消化，适合老人和病人”。这一观点反映出马奶在希腊医学中的地位及应用。荷马的著作《伊利亚特》中也提到过饮用马奶。马奶的易消化性使其成为老人和病人的理想食物，能提供必要的营养支持，并减轻消化系统的负担。

普林尼在《自然史》中提到，马奶可用于治疗癫痫，书中记载“会给癫痫患者饮用马奶”。西医也提及马奶可用来治疗贫血及皮肤疾病（如牛皮癣）。马奶中富含的铁、蛋白质等营养成分，能有效地补充身体所需的营养，缓解贫血的症状。同时，马奶中的某些成分还具有抗炎和抗过敏的作用，对于皮肤疾病的治疗具有一定的帮助。

第三节　马奶在我国各民族饮食文化中的地位

酸马奶中的乙醛、丙酮等挥发性物质被古人视为“灵气”，赋予其神秘的色彩。这些挥发性物质不仅为酸马奶带来了独特的风味，还可能具有一定的保健作用。例如，乙醛具有一定的抗菌作用。人们通过利用自然发酵的方法（如利用乳酸菌）来延长马奶的保质期，同时增强其益生功能。发酵的过程中，乳酸菌会将马奶中的乳糖转化成乳酸，从而降低马奶中的 pH 值，抑制有害菌生长，延长马奶保质期。同时发酵后的酸马奶中含有丰富的乳酸菌和双歧杆菌有益菌群，这些有益菌群能有效调节肠道菌群的平衡，保持肠道的健康。

哈萨克族、柯尔克孜族等少数民族对马奶亦怀有着深厚的情感。哈萨克族说“马是牧民的翅膀，马奶是生命的甘露”，他们借助酿造马奶酒的方式，来表达对大自然的敬畏之心。新疆其他少数民族和蒙古族酿造马奶酒的方法存在着一定的相似性，但由于地域方面的差异，不同地方的马奶酒在风味上也有所不同，这些不同的风味和酿造工艺也呈现出了多姿多彩的民族特色。

在高寒地区，人们需要摄入足够的能量来维持身体的正常运转，同时还需保持体温平衡。马奶中的蛋白质能够为身体提供必要的能量，而其低脂的特性则有助于减少身体的脂肪堆积，保持身体的健康。所以马奶凭借低脂、高蛋白的特性使其成为游牧民族应对高寒环境的理想食物。

在蒙古族礼仪中，敬献马奶酒乃是一种最为崇高的礼节。当尊贵的宾客踏入家门之际，主人会以最为诚挚的态度，呈上精心筹备的马奶酒。这一举措不仅仅代表着对宾客的尊重之意，更是传递着对他们的美好祝愿。

内蒙古的部分地区凭借着丰富的马奶资源，大力推动酸马奶产业的发展。他们将传统的工艺与现代的技术相互结合，持续地提升产品的标准化水平。通过引入先进的生产设备以及科学的管理模式，切实地保障酸马奶的品质与安全性。同时，积极地促使酸马奶进入到商超以及旅游市场当中，让更多的人能够了解并品尝到这一独特的饮品。当地还引入了超高温瞬时杀菌（UHT）技术，这一技术的应用不仅有效地延长了马奶产品的保质期，还为开发各种调味产品提供了可能。

在新疆，人们则通过举办形式多样、内容丰富的文化节和品鉴活动，全力以赴地推广马奶酒，进一步地强化了马奶酒作为民族特色饮品的认知程度，为马奶酒产业的发展注入了崭新的活力。

第二章 马奶产业与乳用马品种

第一节 马奶产业概况

一、世界马奶产业

1. 概述

对世界各国现代马产业的发展规律进行深入探究可发现，传统马业是现代马产业得以发展的起始点。此后，现代马业中的后现代马业则经历了一段衰退的时期，而后又迎来了爆发式的增长过程。在传统农业不断向前推进的发展进程中，各类机械逐步取代了原本承担劳役的家畜。马的数量的确有所缓慢地减少，但是依然维持着一种相对较为稳定的态势，没有出现大幅度的波动。

马奶在全球乳制品总产量中所占比例极小（不到0.1%），但其独特的营养价值使其在特定地区和市场中占有重要地位。马奶富含免疫球蛋白、乳铁蛋白，其蛋白质结构与人乳相似，适合对牛奶蛋白过敏的人群食用。此外消费者对天然、功能性乳制品的需求增加是主要驱动力，而马奶因富含维生素C、低脂（仅1.5%脂肪）及接近母乳的成分，也被视作高端乳品。马奶在化妆品和保健品领域也有应用。据2020年统计，全球约有3000万人定期消费马奶，主要集中在蒙古、哈萨克斯坦、俄罗斯、吉尔吉斯斯坦和中国新疆等地。在欧洲，法国、意大利、德国、奥地利和比利时等国的马奶农场也在逐步发展。马奶在医疗领域的应用也为其拓展了市场空间。

2. 马奶产业链

马奶产业链的主要环节包括养殖管理、采集加工、深加工开发、产品应用与市场销售等。首先，在养殖管理阶段，需选择适宜泌乳性能较好的马种，科学安排配种与泌乳周期，确保母马与驹同步饲养，同时加强对马匹健康的管理，以提升总体泌乳水平。由于马奶日产量低于牛奶，因此高效管理尤为关键。

在采集与初加工环节，采用标准化手工或机械挤奶技术，确保奶液采集过程中的卫生安全。原奶在采集后需立即进行巴氏杀菌或低温冷冻处理，以保留马奶中珍贵的生物活性物质，如免疫球蛋白和乳铁蛋白。根据研究，目前在欧洲市场上，巴氏杀菌马奶及其冻干粉已成为流通产品，冻干马奶粉价格高达每 100 克 15 至 30 欧元，体现出较高的附加值。

马奶可进一步深加工为冻干奶粉、发酵饮品、功能性保健品及高端护肤品等产品。尤其是传统发酵制品库密斯，因含有天然益生菌和轻微酒精成分，广受中亚及欧洲部分地区消费者青睐。在欧洲，酸马奶的自然发酵工艺被沿用至今。这种传统工艺经过了数代人的传承和发展，具有独特的文化价值和工艺魅力。严格遵循着传统的制作方法，选用优质的奶源，经过精心的发酵过程，制作出风味独特、营养丰富的酸马奶。而在北美，则引入了标准化的生产线，如超高温灭菌技术和益生菌添加技术等。这些现代技术的应用，不仅提高了产品的安全性和稳定性，还为产品的创新和发展提供了有力的支持。

在产品应用层面，马奶凭借其低脂肪、易吸收的特性，广泛应用于婴幼儿食品、特殊医学用途配方食品、营养补充剂及天然护肤品等多个高端细分市场；还开发了多种食品，如马奶酒、奶酪、冰淇淋等。这些产品不仅满足了消费者对健康和高端市场的需求，还为消费者提供了更多的选择。在开发产品过程中，应充分考虑消费者需求和市场的趋势，不断进行创新和改进，选用优质的马奶作为原料，结合现代的加工技术和工艺，并致力于打造出一系列具有独特风味和营养价值的产品。

马奶通过专门的销售渠道逐步打开国际市场。在欧洲，有专门的马奶制品销售渠道，以便更好地满足消费者的需求。此外，旅游景点也成了马奶制品的重要销售途径，如新疆草原和欧洲马术节等旅游胜地，吸引了大量的游客前来观光和体验。在旅游区游客们可以品尝到正宗的马奶制品，感受当地的文化和风情。同时为保障产业可持续发展，多个国家也出台了针对马奶生产的卫生标准、产品认证与产业扶持政策，助力产业链各环节规范化与规模化。随着消费者对健康天然食品需求的持续增长，马奶产业链呈现出小众但高端、附加值高且增长潜力可观的特点。

二、中国马奶产业

1. 概述

(1) 行业现状与市场规模

在当今健康消费的潮流趋势下，中国马奶行业的市场规模呈现出持续扩张的态势。马奶与其他乳制品的市场定位不同，对标产品不是普通乳制品，而是保健品。马奶属于功能性乳制品，突出医用与保健效果，当今中国马奶产业正处于快速发展阶段，其主要销售地区集中在新疆、内蒙古等地。

根据农业农村部发布的《全国马产业发展规划（2020—2025年）》显示，马业全产业链的产值约为700亿元人民币。马奶制品作为产值的重要组成部分，涵盖了从马奶采集、加工、包装到销售的完整产业链。上游马奶产业链主要涉及马匹养殖、马奶采集与初加工等环节。中游则包括马奶的深加工，如酸马奶、马奶饮品等产品的生产。下游涵盖产品的包装、品牌建设、市场营销及销售渠道等。

此外，企业在产业链各环节的布局也在不断深化。例如，内蒙古中蕴马产业集团在锡林郭勒地区建设了现代化的马奶加工基地，推出了酸马奶乳酸菌饮品和酸马奶能量饮品，采用先进的生产工艺，满足市场对高品质马奶制品的需求。总体而言中国马奶产业链正朝着规模化、标准化、品牌化的方向发展，未来有望在国内外市场占据一席之地。

新疆马奶产业凭借其独特的地域资源和丰富的文化底蕴，在中国马奶产业中也占据重要地位，尤其以昭苏县为代表，形成了以马奶为核心的多元化产业体系。昭苏县地处新疆伊犁哈萨克自治州，是中国重要的马产业集聚区之一。当地拥有丰富的马匹资源，马奶品质优良，深受消费者喜爱。近年来，昭苏县积极推动马产业高质量发展，出台了一系列政策措施，促进马奶产业的提升和转型，积极推动马奶品牌的建设与发展。

(2) 产业链结构

马奶产业的上游牧业主要依赖于新疆、内蒙古等地得天独厚的天然草场资源。而马匹的品种以及饲养管理方式也直接对奶质起着重要的影响。例如，新疆伊犁、阿勒泰、内蒙古锡林郭勒盟通过建设马场等现代牧场，有效地保障了奶源的稳定供应，为整个产业链的顺利运转奠定了坚实的基础。

通过一系列政策措施和产业布局，新疆的马奶产业实现了从传统养殖向现代化产业转型升级，推动了地方经济的发展和农牧民的增收致富。新疆的马奶产业链涵盖了马匹养殖、马奶采集、加工生产、销售流通等多个环节。当地政府鼓励企业发展马奶制品，支持马奶产品的精深加工和产业延伸。

在加工环节，相关企业采用了发酵、保鲜等先进技术，以延长产品的保质期。同时，企业还积极开发功能性饮料、有机产品等，以满足消费者日益多样化的需求。

马奶产品的销售渠道广泛，涵盖了超市、电商以及餐饮业等多个领域。随着互联网技术的不断发展，线上销售的占比呈现出显著提升的趋势，为马奶产品的市场推广提供了更为广阔的空间。

消费升级的大趋势为马奶行业带来了新的发展契机。随着人们生活水平的提高，对高端化、定制化产品的需求呈现出快速增长的态势，例如有机马奶、马奶酒等产品的市场前景广阔。同时，优质的马奶品牌也逐步开始向国际市场进军，国际化拓展的步伐不断加快。此外，乡村振兴战略以及民族传统奶制品扶持政策的实施，为马奶产业的升级提供了强有力的政策支持。

2. 区域特色经济

（1）传统产区主导，产业集群效应显著

2022 年新疆马匹存栏量达到 113.5 万匹，居全国之首，占全国马匹存栏量的 33.6%，年马乳产量达 6 万吨，依托其得天独厚的丰富马匹资源以及源远流长的酿造传统，成了全国马奶业的核心产区。新疆拥有着优质的良种马资源，围绕哈萨克马、伊犁马助产群建成了乳用马培育基地，为生产马奶粉等高附加值的产品提供了高度标准化的奶源。2019 年新疆维吾尔自治区发布《新疆现代马产业发展规划（2019—2030 年）》提出，积极推进乳用马标准化规模养殖基地建设，形成优势产业区域或产业带，为马产业后续精深加工提供充足稳定的原料来源，提升马养殖综合效益，整合归并区内小规模马乳加工企业，开展传统风味马乳加工，研发生产适应国内大众消费需要的新产品，到 2030 年，建设完成 30 个产品马养殖专业乡、镇（场），马乳加工率达到 40%以上。2022 年新疆维吾尔自治区人民政府办公厅发布《关于加快新疆马产业高质量发展的意见》，提出实施马产业高质量发展五大行动，其中包括实施特优马产品品牌创建行动，培育一批产业关联度大、科技含量高、带动能力强的马乳、马肉、马生物制品及马副产品精深加工龙头企业。位于新疆伊犁的那拉乳业以“新疆特色乳制品研发生产为核心，全产业链新疆特色乳制品供给为主业”，搭建起畜牧养殖、生产加工、仓储运输、市场销售、运营服务五大板块联动发展的全产业链模式，并且利用现代信息资源共享、渠道共融等多种方式并举，合理构建“形象代言＋”，时代下的全新品牌价值体系，搭建新媒体资源“强吸粉＋”，打造影响增长的“新引擎”，实现创新发展的“加速度”，有力地推动了当地马奶业的发展。

内蒙古的锡林郭勒盟通过创新性的“牧企联结”机制，有效地推动了鲜马奶的规模化生产。目前，内蒙古马匹存栏量 78.97 万匹，存栏 10 万匹以上的盟市有呼伦贝尔市、锡林郭勒盟、赤峰市，存栏 1 万匹以上的旗县区有 31 个，是重要的马匹饲养和马奶产区。2021 年内蒙古自治区人民政府办公厅印发《奶业振兴三年行动方案（2020—2022 年）》，明确指出稳定草原牧区马匹存栏，培育发展马奶特色奶源基地。马奶产业属于内蒙古地区特色产业，在政策支持下应精准定位市场，加大推广力度，鼓励农牧民参与，为创收拓宽新思路。内蒙古地区马奶的供应商目前以规模型企业、农民专业合作社、牧场散户为主，代表性企业有内蒙古中蕴马产业集团、内蒙古马苏乳业有限公司、阿巴嘎旗照富经贸有限责任公司等。

（2）新兴市场崛起

随着广大消费者对健康饮品的需求日益增长，西部地区凭借其自身丰富的马奶资源潜力，将马奶产品定位为具有文化特色的礼品，通过实施差异化策略积极参与全国市场竞争。而中部地区则依托其相对成熟的产业链，将注意力聚焦于本地化市场。然而，这些地区在发展过程中也面临着一些挑战，例如资金相对短缺以及技术瓶颈等问题，这些问题在一定程度上制约了当地马奶业的进一步发展。

现阶段，积极探索马奶产业与文旅产业实现深度融合。以锡林郭勒为例，当地将马奶酒精心打造为独具特色的旅游纪念品，通过深入挖掘文化内涵，显著提升了产品的附加值。在未来，借助互联网与大数据技术的强大力量，马奶业有望实现智能化生产与精准营销，从而进一步释放市场的巨大潜力。如通过大数据分析消费者的需求和偏好，企业可以更加精准地进行产品研发和市场推广；利用互联网平台，马奶产品可以更加便捷地进入消费者的视野，拓宽销售渠道。

中国马奶产业所呈现出的区域经济特征，充分体现了资源禀赋、政策引导与市场创新的协同作用。传统产区通过构建产业集群的方式，进一步巩固了自身的优势地位；新兴市场则凭借差异化策略成功突围；政策支持与科技赋能有力地推动了产业的升级换代；国际化布局为行业打开了广阔的全球市场空间。在未来的发展中，如何在切实保护生态环境的前提下，实现马奶产业的规模化发展，依然是马奶产业需要持续深入探索的重要方向。

第二节　乳用马养殖与马奶生产

一、乳用马品种

1. 国外品种

（1）哈萨克马扎贝型（Kazakh Horse Dzhab or Jabe）

哈萨克马扎贝型主要广泛分布于广袤的中亚草原地带，具体涵盖了哈萨克斯坦、吉尔吉斯斯坦等地区，它们头部厚重，颈短而粗，胸部较深，背部较直，腿部强健，臀部肌肉发达，毛色通常是红棕色、深栗色、枣红色或灰色。这一优良品种的体高大致在135～142cm之间，体重则处于350～400kg的范围，其体型紧凑，肌肉发达，矫健有力。哈萨克马扎贝型的产奶性能尤为突出，平均每天的产奶量能够达到8～12kg，在整个哺乳期内，总产量为1500～1800kg。其乳汁的乳脂率为2.1%～2.5%，蛋白质含量达到了2.3%，并且富含天然免疫球蛋白。该马具备耐寒耐粗饲的优良特性。近年来，哈萨克斯坦积极采用基因筛选技术，成功培育出泌乳量提升15%的高产品系，这一成果进一步巩固了哈萨克马在该区域经济中的支柱地位，为当地的经济发展做出了重要贡献。

（2）巴什基尔马（Bashkir Horse）

巴什基尔马是由巴什基尔人繁育的马品种。该品种主要分布在巴什科尔托斯坦，原先被称为巴什基里亚，是俄罗斯境内的一个共和国，位于南乌拉尔山脉以西，延伸至伏尔加河。巴什基尔马是小型马品种，肩隆高约142cm。其体型较宽，胸部较宽且深，胸围平均180cm。该品种头部较大，颈部较短，肩部略低，背部平坦，四肢较短且骨骼结实，胫骨直径可达20cm。最常见的体毛颜色为骝色、栗色，杂点灰褐色，鬃毛和尾巴较厚，体毛较厚且卷曲。巴什基尔马有两种不同类型：一种是体形较小且体重较轻，用于骑乘的山地型，另一种是体型较重的草原型。巴什基尔马非常强壮。马群管理非常松散，在冬季下雪或暴风雪时（气温可能低达－40℃）仍可户外饲养。

该马的泌乳平均年产量为1500～2100kg，在240天的泌乳期内，母马泌乳量最高能达到2700kg。

（3）库什姆马（Kushum）

该马是在哈萨克马的基础上杂交改良培育而成，它是通过当地的哈萨克母马和纯种马、俄罗洛夫、俄罗斯快步马，以及后来的顿河马杂交而来的。这种杂交品种产生了良好的骑用马，具有韧性，并且能够在外长时间生存。其保留了哈萨克马对干旱以及半干旱地区有较强的适应性，较适合于放牧饲养管理的特点。

母马平均身高1.54m，公马是1.60m。产乳能力出众，平均产奶量每天15kg，5个月泌乳量在2300kg左右，2011年有1.2万匹到1.4万匹，主要分布在哈萨克斯坦和俄罗斯。

（4）新吉尔吉斯马（Nova Kyrgyz）

该马在吉尔吉斯马品种的基础上通过杂交改良育成，主要分布在吉尔吉斯斯坦和中国。其体型分为基本型、重型和骑乘型。新吉尔吉斯马的头部小而灵巧；颈部强壮；肩部倾斜；背部修长；后躯倾斜；四肢笔直、坚实，短且强壮。新吉尔吉斯马能够应付几乎任何类型的地形。它们有很好的耐力和富有活力的性情。这些马通常是骝毛、青毛，或栗色毛等。

该马产奶能力较强，平均每天产奶量17kg，5个月泌乳量在2590kg左右。

2. 国内品种

（1）伊犁马（Yili Horse）

伊犁马属于脊索动物门、哺乳纲、奇蹄目、马科、马属、马种、伊犁马亚种，是我国珍贵的动物资源。其主要分布在伊犁哈萨克自治州的昭苏、特克斯、尼勒克、新源、巩留等县。

早在两千多年前的西汉时期，伊犁河流域是乌孙国的游牧之地。据《汉书·西域传》记载，“其国多马，富人至四五千匹”。公元前 119 年，张骞第二次出使西域后返回长安，乌孙王猎骄靡派使者送张骞回国，并携带数十匹良马献给汉朝。十多年后，乌孙王派使者献马，并向汉朝求婚，还用一千匹马作为聘礼，汉武帝接受了乌孙王的请求，将江都王刘建的女儿细君公主嫁到乌孙。在当时，拥有大量的良马对汉朝增强军事力量，与北方的匈奴作战具有重要意义。汉武帝见到乌孙马后，将其命名为“天马”，并即兴作诗道：“天马来兮从西极，经万里兮归有德。承灵威兮障外国，涉流沙兮四夷服。”这便是著名的《西极天马歌》。

到了唐代中叶，西域的回纥向唐朝输出马匹，每年多达十万匹，其中很大一部分是哈萨克马。清代乾隆皇帝为巩固西北边防，在此设立伊犁将军，修建惠远城，并在其周围建立惠宁等八座卫星城，统称为“伊犁九城”。清廷在伊犁等地大力推行马政，建立多处马场，培育良马以满足军需。

伊犁马是我国著名的培育品种。伊犁马的培育以哈萨克马为基础，与引进的奥尔洛夫马、顿河马、布琼尼马（英顿马）、阿哈马等国外优质轻型马进行杂交，得到一、二代杂种马，再通过横交固定，经过长期的放牧饲养管理而育成。1910 年至 1933 年，苏联先后有七个民族 5500 余户侨民迁入伊犁昭苏县，这些侨民带来了顿河马、阿哈马、奥尔洛夫马等纯种和杂交马 2000 余匹，对当地马进行了改良。1936 年，新疆农矿厅伊犁建设局引进一批布琼尼马（英顿马）、奥尔洛夫马和顿河马，供各地进行马匹改良。1940 年，产马区各县成立家畜配种站，用布琼尼马（英顿马）和奥尔洛夫马为当地群众的哈萨克马进行配种。1942 年，昭苏种马场成立，政府拨给该场 6 匹英顿马、3 匹奥尔洛夫马、413 匹哈萨克马和其他纯种母马进行杂交改良，至 1949 年，该场又陆续引进大量奥尔洛夫公马、顿河马、布琼尼马等优质马匹品种继续进行杂交改良。1958 年，政府为提高伊犁马的质量，制定了五年的育种计划，培育出了适应群牧条件的乘挽兼用型马。1963 年，政府又制定了伊犁马的第二个八年育种计划，育种方向以挽乘兼用型为主，适当发展乘挽兼用型。1985 年，经过技术鉴定，伊犁马被确认为一个新品种，并正式命名。伊犁马继承了哈萨克马耐寒、耐粗饲、抗病力强、适应群牧条件、适应高海拔的优点，冬季可刨雪觅食；同时也继承了上述良种马的优良结构和性能，成为国内首屈一指的培育品种。

① 产地分布

伊犁马产于新疆维吾尔自治区伊犁哈萨克自治州，以昭苏、尼勒克、特克斯、新源及巩留等县为主要产区。昭苏马场是伊犁马的核心育种场，伊犁马的数量有十余万匹。

产区自然条件优越，位于天山北坡西段的伊犁河流域。东、北、南三面有高山环绕，伊犁谷地向西敞开，受西来湿润气流影响较大，降水丰富，气候温和，森林茂密，草场辽阔，具有发展农林牧业生产的优越条件。海拔在1800～2400m，年平均温度1.7℃，年平均降水量455mm，无霜期90天左右。该地牧草丰富，草质优良，共有草场390万余公顷，优良草场占90%以上，牧草繁茂，主要草场类型有高寒草甸、山地草甸、山地草甸草原、山地草原、山地荒漠草原、平原荒漠及低地草甸等，非常适合养马。夏天在接近雪线的高山放牧，气候凉爽，无蚊蝇。冬春季节在低地放牧，气候较暖。伊犁马产区既是新疆的主要牧业基地之一，也是重要的粮油产区，主要农作物有小麦、大麦、油菜、甜菜等。产区水源充足，农牧业发达，非常适宜养马，且自古就出良马，养马具有广泛的群众基础。

② 品种形成与特征

伊犁马是从20世纪以来，以哈萨克马为基础，与引进的轻型外种马，主要是奥尔洛夫、顿河、布琼尼、阿哈等品种进行杂交得到一、二代杂种马，通过横交固定，在长期的放牧管理条件下育成的一个乘挽兼用型新品种。它既保持了哈萨克马的耐寒、耐粗饲、抗病力强、适应群牧条件的优点，又吸收了上述良种马的优良结构和性能。1985年通过技术鉴定，被确认为一个新品种，并正式命名为伊犁马。

③ 外貌特征

伊犁马外貌较为一致，具有良好的乘挽兼用马体型。体格高大，结构匀称紧凑。头部秀美高昂，中等大小，较为清秀，具有一定的干燥性。面部血管明显，眼睛大而有神，额头宽广，鼻子挺直，鼻孔较大，颈部较长且中等高举，肌肉较为丰富，颈肩结合良好。鬐甲中等高度，胸宽深，肋骨开张良好，背腰平直，尻中等长度、稍倾斜。肩胛长而倾斜，四肢干燥，筋腱明显，前肢端正，后肢轻度刀状和外向，关节发育良好，管部干燥，蹄质结实，运步轻快而稳健。体质干燥结实。毛色以骝、栗、黑为主，青色次之，其他毛色较少。鬃、鬣、尾、距毛中等或稍长。

④ 生活习性

伊犁马外貌英俊，体格健壮，抗病能力强，耐粗放饲养，适应性强，具有稳定的遗传性能和生产性能。成年公马平均体高148.3cm，体重在400kg

以上。伊犁马产于伊犁地区各县（市），尤以昭苏县所产的马堪称骏马。

伊犁马是我国著名的培育品种之一，力速兼备，挽乘皆宜，能够适应海拔高、气候严寒、终年放牧的自然环境条件，抗病力强。它保留了哈萨克马的优良特性，饲养容易，善走山路，冬季在雪深40～50cm时仍能刨雪觅食，青草季节增膘快。西北及华北各省、自治区均引进了该马种，表现出良好的适应性。

⑤ 泌乳能力

经产母马日产奶量不低于7kg，150天产奶量不低于1050kg，乳蛋白率不低于1.7%，乳脂率不低于1.2%，乳糖率不低于6.5%，非脂固形物不低于9.5%。而除了给幼驹哺乳外，每日四次还可以挤奶3～5kg，120天可挤奶期可产乳360～600kg，产奶性能如表2-1所示。正常饲养条件、健康状况良好情况下乳用母马可产奶10个泌乳期以上。根据泌乳量对伊犁马（乳用型）进行等级评定，评定规则符合表2-2规定。

表2-1　伊犁马产奶性能测定

胎次	匹数	产奶量/L (2h/次)	产奶量/L (4次/d)	产奶量/L (120d)
5	20	1.05	4.2	504
6	23	1.35	5.4	648

表2-2　伊犁马（乳用型）评定等级

等级	泌乳量/kg
特级	≥1200
一级	1050～1200
二级	≤1050

⑥ 生长繁殖

伊犁马是以新疆的哈萨克马为基础，与苏联的顿河马、奥尔洛夫马等杂交而成。20世纪60年代后，伊犁马的培育主要以顿河马为主，其顿河马的血统达到了50%以上。伊犁马具有较高的繁殖性能，耐粗饲，抗病力强，适应能力广泛。公马、母马3周岁时开始配种。小群配种时，使用3～5岁的公马，公、母比例为1∶(10～20)，6～6.5岁的公马，公、母比例为1∶(25～35)；个别公马到20岁时，仍能保持良好的配种能力。在群牧条件下，对母马进行人工授精，受胎率约 80%，母马终生产驹 10～12 匹。母马的发情周期为 17～21 天，妊娠期为 323～337 天。

幼驹初生时的体高，相当于成年马的 62%以上，管围相当于成年马的 56.79%，体长、胸围相当于成年马的 45%以上；出生后一周岁的体高相当于成年马的 87.98%，管围相当于成年马的 82.74%，体长、胸围相当于成年马的 76%以上；2 周岁的体高和管围达到成年马的 94%，而体长和胸围达到成年马的 89%；至 4～5 周岁时生长发育基本完成。

成年伊犁马（乳用型）体尺测量按 NY/T 2831—2015 执行，体尺等级评定见表 2-3。根据种马卡片及有关记录材料，查清其血统来源后对其进行血统等级评定。血统等级评定见表 2-4，评定方法按 DB65/T 3806—2015 执行，外貌等级评定见表 2-5，后裔等级判定为公马须 15 匹以上后代，母马须 3 匹以上后代。在正常饲养管理情况下，后裔测定按下列原则评定等级：a. 后代中 85%以上为特级者评为特级；b. 后代中 70%以上为一级，部分测定指标略高于二级等级的可评为一级；c. 后代中 60%以上为二级者评为二级。

表 2-3 成年伊犁马（乳用型）体尺等级评判表

等级	公马体高/cm	公马胸围/cm	公马管围/cm	母马体高/cm	母马胸围/cm	母马管围/cm	母马乳房围/cm
特级	150	177	19.0	147	172	18.5	49
一级	148	174	19.0	145	169	18.5	47
二级	146	171	18.5	143	166	18.0	45

表 2-4 血统等级评定表

项目	父（公马）特级	父（公马）一级
母（母马）特级	特级	一级
母（母马）一级	特级	一级
母（母马）二级	一级	一级

表 2-5 外貌等级评定表

性别	特级	一级	二级
公马	85 分	80 分	75 分
母马	80 分	75 分	70 分

成年马根据泌乳性能等级、后裔等级、血统等级、体尺等级、外貌等级5项进行等级评定，分为特级、一级、二级3个等级。如无后裔等级资料，可按其他4项评定等级。公马不到一级，母马不到二级，不作种用。综合等级评定见表2-6。

表2-6 综合等级评定表

评定项目	特级	一级	二级
泌乳性能等级	特级	≥一级	≥二级
后裔等级	特级	≥一级	≥二级
血统等级	≥一级	≥二级	≥二级
体尺等级	≥一级	≥二级	≥二级
外貌等级	≥一级	≥二级	≥二级

(2) 哈萨克马 (Kazakh Horse)

哈萨克马是一个有着悠久历史的地方良种。在西汉时期，乌孙国（当今伊犁一带）盛产良马（当时称乌孙马），是西域地区一个拥有骑兵十余万的强大国家。《史记》记载："乌孙以千匹马聘汉女，汉遣宗室女江都翁主。"这已传为佳话。以后《前汉书》又有记载，称乌孙马为"西极马"或"天马"，可与"大宛马"相媲美。唐代诗人李白曾作《天马歌》吟咏西极马："腾昆仑，历西极。四足无一蹶，鸡鸣刷燕晡秣越，神行电迈蹑恍惚。"据考证，"西极马""乌孙马"就是现在哈萨克马的前身。

古代哈萨克马的发展与兴盛，不仅对国防具有重要意义，而且有利于驰道驿站的发展，对中原和西域的文化交流起到沟通作用。世界著名的"丝绸之路"从西安通往西南亚的波斯湾和地中海东岸，新疆是其必经之地，而哈萨克马就分布在"丝绸之路"交通要道的天山一带。今日的哈萨克马是经过劳动人民长期选育而成的。它的形成与游牧交通运输、战争对马匹的需要、新疆地理优势以及新疆与中亚优良马种交流密切相关。

① 产地与分布

哈萨克马原产于新疆，是新疆各族人民长期培育形成的一个原始地方品种。其主要分布在新疆天山北麓、准噶尔盆地以西和阿尔泰山脉西段一带，尤其是伊犁、塔城和阿尔泰地区。海拔600～6900m，河流纵横，属于温和半湿润和温凉干旱气候，年降水量94～513mm。产区草原辽阔，牧草饲料资源丰富，历来以放牧业为主，是我国重要的产马地区。

② 品种形成及特征

历史记载中，对哈萨克马的描述较多。据考证，乌孙马就是今哈萨克马的前身。在清朝时期，伊犁一带设立了大规模的马场，在此期间，哈萨克马的血统中融入了蒙古马和中亚一带马匹的基因。

哈萨克马是草原马种，适应全年放牧，冬季无需补饲，在积雪深厚的情况下，仍能刨雪觅食，维持正常生活。进入夏季后，体力恢复与增膘都很快。它的形成与当地良好的草原有密切关系，同时也是哈萨克族人为了生产和生活的需要，长期选育的结果。

在漫长的培育过程中，由于哈萨克牧民一年四季迁移，完全属于自然条件放牧，因此哈萨克马分为山地生态型和平原生态型。根据经济类型和生活条件的不同，可划分为乘用型、乘挽兼用型和乳肉兼用型。目前，农牧民主要将马作为交通工具，并进行马奶生产，多以骑乘型为主。在山区，山地生态型多与骑乘型和乳肉兼用型吻合；而在平原地区，农牧民主要将马作为农业耕作和交通运输工具，因此平原生态型多与乳肉兼用型相吻合。

③ 外貌特征

哈萨克马具有群牧马的生态特征：骨骼粗实，体型粗重，头中等大，面目清秀，脸骨略长，头骨显粗重，眼睛大而明亮，耳郭稍厚，绒毛厚。颈长短适中或略长，颈肩结合良好。鬐甲中等高度，短厚。前胸宽广，胸廓深长，背腰平直。腹部圆大，尻宽而斜，四肢结实，关节明显，系长短适中而直立，后肢呈刀状肢势，部分马有外向肢势。蹄中等大小，蹄质坚实。被毛色以骝色、栗色、黑色为主，其他毛色较少。中等大小的个体，体型较小，结构紧凑，体质多粗糙结实。乳房发育良好，乳头较长。

④ 生活习性

哈萨克马体格结实，外貌清秀，适应性好，对疾病的抵抗能力强，品种遗传稳定。成年公马平均体高 138.1cm，体重在 369kg 以上。伊犁马产于阿勒泰、塔城等地区的各县（市）。

哈萨克马是我国古老的地方品种之一，兼具速度和力量，根据用途有不同类型，适应高海拔、严寒、终年放牧的自然环境条件，冬季在雪深 40～50cm 时尚能刨雪觅食，青草季节增膘快。哈萨克马在新疆畜牧业的发展历史上，特别是北疆畜牧业的历史上有着重要的地位，其奶、肉、皮具有较高的经济价值。

⑤ 生产性能

哈萨克马具有良好的产乳性能，由于长期进行挤乳锻炼，哈萨克马乳腺发育良好，泌乳能力较强。成年马在保证马驹正常哺乳的情况下，日挤乳5～6次，一般日挤乳量2.5kg左右，高的可达5～6kg。泌乳季节多在每年的6～10月份，多数可挤奶2～3个月，有的在舍饲条件下从产驹1个月后开始挤至翌年3月份，即下个产驹季节前1～2个月，泌乳期长达8个月。马奶是牧民乳制食品的重要来源之一。

⑥ 生长繁殖

哈萨克马的繁殖多以小群体交配方式为主。即1匹公马与10～25匹母马组成1个小群体，该公马既是小群体的首领，同时又负责这个小群母马的全部配种任务。配种年龄：公、母均为3岁，一般4月份开始配种，5～7月份是配种旺季。公母马完全自然交配，平均发情周期为19.88天，发情持续期为8天，产后5.66天第一次发情，妊娠期为346天，受胎率高达90%以上。母马年产1胎，少数隔年1胎，终生产驹10～15匹。

(3) 蒙古马（Mongolian Horse）

蒙古马原产于蒙古高原，处于半野生状态，既无舒适马厩，亦缺丰富饲料，于狐狼常现的草原历经风雨，夏日受酷暑蚊虫之扰，冬季可耐零下40℃之严寒。

蒙古马体型不大，外貌平凡，然其在历经风霜雪雨的大草原上，未失雄悍之性。它们头大颈短，体魄健壮，胸宽鬃长，皮厚毛糙，可抵御西伯利亚暴雪。经调教之蒙古马，于战场处不惊不惧，英勇非凡，向来为优良军马。

① 产地及分布

蒙古马为我国北方主要地方品种，数量众多且分布广泛，占全国总马数的1/5以上。内蒙古自治区为蒙古马主要产区，据1982年统计，有170余万匹，2005年末仅有8.67万匹，2021年普查数据显示，蒙古马存栏为30.98万匹，主要集中于锡林郭勒盟、赤峰市、乌兰察布市、通辽市、呼伦贝尔市。此外，东北、华北及西北的部分农牧区亦有数量不等的分布。近年来，因旅游及市民骑乘马之需求，在旅游景点、城郊地区亦有一定分布。

内蒙古自治区位于蒙古高原东南部及其周边地带，海拔1800～2000m，属季风气候向大陆性气候过渡区域。夏季东南季风受境内大兴安岭与阴山山脉阻挡难以深入，致东、西部气候差异极大，温差显著；北部地区最低气温达零下50℃左右，由东往西降水量逐渐减少，年降水量150～450mm，无霜期 80～150 天。高原牧区为蒙古马原产地，海拔 1000m 以上，从东到西有草甸草原、典型草原、荒漠草原及荒漠等不同草场类型，致使东部地区蒙古马数量多、体格大，西部数量少、体格小。牧区马终年大群放牧，无棚圈，不补饲，管理极为粗放。马匹营养状况随季节变化，呈现“春危、夏复、秋肥、冬瘦”之现象，造就蒙古马抗严寒、耐粗饲、适应性强之特性。农区之蒙古马主要用于役使。除向牧区购马外，多采取自繁、自养、自用之方式。

② 品种形成与特征

数千年前，蒙古马为古老且优秀之马种。早有传说记载，我国北方民族已驯化马匹。如《汉书》中提及“匈奴马牛羊”，匈奴马曾显赫一时。公元前 200 年，汉高祖刘邦出击匈奴，汉武帝与匈奴之战中曾带回大量马匹，并任用匈奴王子金日磾。晋以后，塞外各部族相继南下，北方各族曾以良马进献，如《唐会要》记载：“突厥马技艺绝伦，筋骨合度，其能致远，田猎之用无比。”并指出延陀马、同罗马、仆固马为同种，多为骆毛（兔褐毛）和骢毛（青毛）。这些马皆与蒙古马相似，皆为蒙古马之祖先。北宋时东北之契丹马亦为蒙古马，表明东北三省早有蒙古马分布。蒙古帝国被誉为“马之帝国”，成吉思汗之卫队由精良骑兵队组成，历史上称其以“弓马之利取天下”。据《元史》记载，当时牧马地甚广，北至火里秃麻（今蒙古国以北），遍及塞外草原及南方。明朝在北方，东自大宁（今承德地区），西至宁夏皆为牧马地，并在宣化、大同等地设马市。明万历三年（1575 年）规定每年互市定额 3.4 万匹。清朝在察哈尔设左右两翼牧场和两处御马厂，全盛时期养马达 10 余万匹。数百年来，蒙古马多经张家口输入内地，故而有“口马”之称。因各朝代对养马业之重视，使蒙古马早已分布于我国广大北方农村。1949 年后，内蒙古自治区之蒙古马持续发展，并不断推广至内地，同时进行大量杂交改良，并作为培育品种母本培育了一些马种。

蒙古马为世界上最古老品种之一，长期繁衍于我国北方高寒地带，具有抗严寒、耐粗饲、抗病力强、持久力及适应性强等优点，为我国分布最广、数量最多之地方品种，在农业生产与交通运输中占据重要地位。

③ 外貌特征

体质粗糙坚实，体格中等，体躯粗壮，四肢坚实有力。头较粗大，直头或微半兔头，额宽平，鼻孔大，嘴头粗。颈短，颈础低，多呈水平颈。肩甲低而宽厚。前胸丰满，肋侧，背腰平直而略长，臀大，尾短而斜。四肢短粗，肌腱发育良好，关节结实，蹄质坚硬。鬃、鬣和距毛皆发达。毛色繁杂，青毛、骝毛、兔褐毛居多，白色毛极少。

④ 生活习性

蒙古马体格健壮，抗病力强，耐粗放管理，适应性强，具有稳定遗传性能与生产性能。其耐劳，不畏寒冷，能适应极为粗放之饲养管理，生命力极强，可于艰苦恶劣条件下生存。

蒙古马为我国著名地方品种之一，长期生活于我国北方高寒地带，具抗严寒、耐粗饲、持久力及适应性强等优点。饲养简便，冬季于雪深 40～50cm 时可刨雪觅食，青草季节增膘迅速。西北及华北均引进该马种，表现出良好适应性。

⑤ 生产性能

蒙古马属于中等产奶能力的马种。在一个泌乳期内，一匹蒙古母马平均每天的产奶量在 3～5kg。母马除了给幼驹哺乳外，每天可以挤奶 4～5 次，每次 0.5～1kg，每匹母马年挤乳 300～400kg。不过，这一数据会受到多种因素的影响，如马的年龄、健康状况、饲养管理条件以及季节等。蒙古马奶的营养丰富，其乳蛋白含量较高，一般在 2.5%～3.5%之间，乳脂肪含量通常在 1.5%～2.5%之间，乳糖含量为 6%～7%。此外，还含有多种维生素和矿物质等营养成分，具有较高的营养价值和独特的风味。

⑥ 生长繁殖

蒙古马受配率与受胎率和自然环境条件相关。繁殖成活率一般为 50%。因种公马体质与配种能力强弱有别，每匹公马所配母马数差异较大，一般公、母比例为 1∶(10～20)，每匹公马组成一小群，数个小群形成一大群，自然小群多年不变。性成熟期为 1～1.5 岁，生长持续期为 5 年，母马 3 岁时开始配种，繁殖年龄可至 15～18 岁。母马发情周期 7～21 天，妊娠期 323～337 天。

二、乳用马生产管理

1. 马的消化特点

马采食时，利用切齿切断饲料，通过臼齿反复咀嚼并混合大量唾液，最终形成食团咽下。由于马口裂较小，每次摄食量为 50～100g，因此其每日采食时间较长。白天多用于劳作，采食速度缓慢，因而夜间补饲尤为重要。研究表明，夜间饲喂能使马的采草量提升 30%～50%，尤其在冬季寒冷且漫长的夜晚效果更为明显；夏季因夜短，通常通过提前早饲的方式减少夜间补饲需求。马具有坚硬的牙齿、灵活的嘴唇及发达的咀嚼肌肉群，能够有效摄取和咀嚼粗硬饲料，适合放牧饲养。

马的腮腺非常发达，每日唾液分泌量可达 30～40L，仅在进食时分泌。饲料进入口腔后需经过 10～20 次咀嚼才能刺激唾液分泌。饲料越粗糙干燥，咀嚼次数越多，唾液分泌量也越多。正在咀嚼一侧的唾液腺分泌量远超另一侧，换侧咀嚼时唾液分泌亦随之改变。不同类型饲料对唾液分泌的影响明显：干草可促使分泌量达到干草重量的 3～4 倍；燕麦、玉米等谷物饲料使唾液量约为饲料重量的 1 倍；采食鲜草时唾液量与草重相当或更少；而粉碎饲料及添加调味剂则可大幅增加唾液分泌。马一天的唾液分泌总量最高可达 40L。

马饮水主要通过吸吮动作实现，形成口腔负压将水吸入。每口水量 150～200mL，具体饮水量受体重、水温、水质及口渴程度影响，一次饮水量通常超过 10L。饮水后，胃内容物仍保持分层排列，且由于胃的入口与出口位置相近，咽下的水能迅速沿胃小弯流入肠道，不会稀释胃内容物。

马属于单胃动物，胃容积较小，仅占整个消化道容积的 8.5%，大致为牛胃的 1/8～1/7。马的贲门括约肌发达，而呕吐中枢发育不良，导致其基本无法呕吐。若一次摄入大量饲料或喂食易发酵饲料，易引发胃扩张，严重时可能导致胃破裂，并对胃腺分泌、蠕动和排空功能产生不良影响。

马胃幽门通畅，排空速度快。研究显示，进食后 2h 内胃中约 60%的内容物已转移至十二指肠，4h 后大部分内容物排空。因此，饲喂时应坚持定时定量、少量多餐的原则，一次饲喂量不得超过胃容量的 2/3。应选择疏松、易消化、在胃内不易结块的饲料，如将燕麦、麸皮与短切干草均匀混合喂食，有助于促进咀嚼、食物在胃内移动及消化，降低消化道疾病发生率。

马的肠道较长且容积大，总长约 33m，是其主要的消化吸收部位。小肠虽然仅占整个消化道容积的 30%，却完成了 60%～70%的蛋白质及碳水化合物的消化与吸收。饲养方式影响肠道长度，如放牧的蒙古马比舍饲的东北本地马肠道长度约长 3m。

马的大肠容积庞大，盲肠容量可达 30L 以上，功能类似反刍动物的瘤胃，因此又被称为“发酵罐”。未在小肠内吸收的粗纤维进入盲肠后，由大量微生物分解，盲肠消化吸收的纤维素占食物总纤维量的一半左右。但相较于牛，马盲肠微生物活性较弱，养分合成与吸收效率也略低。

马的肠道直径差异显著，盲肠和大结肠的内径可达 30cm，而小肠、小结肠仅有5～6cm，某些肠段入口处更为狭窄，易发生消化障碍。饲料质量低劣或管理不善可能导致胃弛缓、胃酸分泌异常和胃排空障碍；若肠道阻塞或受到胃蝇幼虫大量寄生，也可引起急性胃扩张。相较于其他家畜，马在饲料的采食、消化与吸收方面，既存在一定共性，也具备显著的独特之处。因培育方式不同，肠道的长度也不同。放牧的蒙古马和舍饲的东北本地马相比，前者的肠道比后者约长3m。马与牛消化道容积比较见表2-7。

表2-7 马与牛消化道容积比较

项目	马		牛	
	容积/L	比例/%	容积/L	比例/%
胃	17.96	8.5	252.50	70.8
小肠	63.82	30.2	66.00	18.5
盲肠	33.54	15.9	9.9	2.8
大结肠	81.25	38.4	28.00	7.9
小结肠及直肠	14.77	7.0		
合计	211.34	100.0	356.40	100.0

2. 马对饲料中营养物质的消化利用

乳用马的饲养管理需充分结合其特有的消化生理特点。作为典型的单胃草食动物，马的消化道结构决定了其对营养物质的利用率处于反刍动物与杂食性动物之间的中间水平。

对于纤维素的消化利用方面，马主要依靠后肠微生物发酵来分解部分纤维素，但整体效率仅为反刍动物的40%～50%。当饲料纤维含量低至15%（如青绿牧草、苜蓿干草）时，其消化率与牛羊接近；但当纤维素含量超过30%（如粗秸秆）时，马的消化率急剧下降至18%，远低于反刍动物42%的水平。这种现象源于马盲肠微生物群落活力较弱，且木质素对纤维素酶活性存在明显抑制作用。其次，关于蛋白质的利用，马对谷物蛋白（如玉米）的消化率可达76%，与反刍动物基本持平；但对粗饲料蛋白（如苜蓿干草）的利用率仅为68%，低于牛的74%。差异主要在于反刍动物瘤胃能够高效利用非蛋白氮，而马的后肠菌体蛋白合成能力有限。尤其需要注意，虽然尿素类非蛋白氮添加剂可以补充氮源，但在马体内转化率较低，因此欧盟已立法限制其在马饲料中的使用。

在脂肪利用方面，马对青草中脂肪的消化率仅为35%，远低于反刍动物的 60%；而油饼类脂肪的消化率为 53%，同样明显低于反刍动物 92%的水平。因此，建议乳用马选择低脂饲料，并对高脂肪原料如油籽进行压榨处理后使用。不过，有研究指出，日粮中合理添加 15%的植物油并不会影响纤维素的消化，有助于安全地提升能量供给。

饲料组成对消化率有显著影响：当粗纤维含量超过 30%时，会显著抑制整体消化效率；而适量补充蛋白质（8%～12%）及青绿饲料可有效提高营养利用水平。值得注意的是，马小肠中淀粉酶分泌有限，若碳水化合物配比过高，会造成部分营养浪费。在饲养方式上，应坚持每日 3 至 4 次分餐饲喂，优于集中投喂模式，因为马的胃容量仅占消化道总容积的 8%，其持续进食的消化特性应得到重视。此外，不同品种及个体之间的消化效率存在显著差异。

对于维生素代谢，马盲肠可合成维生素 K 及 B 族维生素，但维生素 A 和 E 仍需通过日粮补充。运动量增加能促进维生素 D 的合成，而高强度劳作则会降低维生素 C 的吸收率。

因此，在乳用马饲养管理中，应坚持“粗料为主，精料为辅”的基本策略，粗饲料比例不应低于日粮干物质的 50%。对于工作马群体，可通过添加不超过 15%的植物油替代部分淀粉，以提升能量密度，降低后肠酸中毒风险。饲料更换过程中应采取阶梯式换料法，每三天逐步替换 10%的日粮，以维持肠道微生物稳定，防止消化紊乱。

综合上述消化特性与影响因素，可建立更为精准的营养供给模型。例如，对于泌乳期母马，可将苜蓿比例提升至粗饲料的 40%，并添加 2%的亚麻籽油，以满足能量需求并改善乳脂质量。基于消化代谢特性的科学饲养模式，能够显著提升乳用马的生产性能及整体经济效益。对于壮年母马的饲料消耗应符合表 2-8；壮年母马营养需要量应符合表 2-9 规定［引自美国国家研究委员会（NRC）(2007)］。

表 2-8　壮年母马的饲料消耗

类别	饲草占体重比/%	精料占体重比/%	总计占体重比/%
维持状态	1.5～2.0	0～0.5	1.5～2.0
早妊娠	1.0～1.5	0.5～1.0	1.5～2.0
晚妊娠	1.0～2.0	1.0～2.0	2.0～3.0
晚泌乳	1.0～2.0	0.5～1.5	2.0～2.5

注：表中饲料为风干料，大约含 90%的干物质。

表 2-9 壮年母马营养需要量

育种季节	体重/kg	消化能/Mcal	粗蛋白/g	赖氨酸/g	钙/g	磷/g	镁/g	钾/g	维生素 A/10^3IU
妊娠早期(<5 个月)	400	13.3	504	21.7	16.0	11.2	6.0	20.0	24.0
妊娠 5 个月	403	13.7	548	23.6	16.0	11.2	6.0	20.0	24.0
妊娠 6 个月	407	13.9	563	24.2	16.0	11.2	6.0	20.0	24.0
妊娠 7 个月	412	14.3	583	25.1	22.4	16.0	6.1	20.0	24.0
妊娠 8 个月	419	14.8	607	26.1	22.4	16.0	6.1	20.0	24.0
妊娠 9 个月	427	15.4	637	27.4	28.8	21.0	6.1	20.7	24.0
妊娠 10 个月	439	16.2	673	28.9	28.8	21.0	6.1	20.7	24.0
妊娠 11 个月	453	17.1	714	30.7	28.8	21.0	6.1	20.7	24.0
哺乳 3 个月	400	24.5	1174	64.2	44.7	28.8	8.7	36.7	24.0

3. 日常管理

乳用马的日常饲养不仅要关注营养供给，还需充分考虑厩舍环境条件。厩舍内应保持干燥，适宜的相对湿度范围为 50%～70%。潮湿环境容易促使细菌滋生，使马匹易感染各类疾病及蹄部病变；若厩舍湿热，散热受阻，将导致马体代谢水平下降，食欲减退，长期甚至可能发生热射病。而若厩舍潮湿寒冷，则会导致体热散失增加，易诱发感冒等疾病。保持厩舍温度在 20℃左右为最佳。冬季需注意防寒保暖，厩舍最低温度应控制在 3～6℃之间，理想温度为 8～10℃；夏季则要加强通风降温。

厩舍通风换气必须良好，特别是在炎热季节。马匹的粪便、尿液及垫草腐败过程中会释放氨气、硫化氢等有害气体，若通风不畅，厩内氧气含量下降，二氧化碳积聚，严重威胁马匹健康。此外，充足的自然采光不仅有助于保持厩舍干燥，还有助于促进马匹的钙代谢与神经功能。日常管理中，应做到每日清理粪便、及时更换垫草、检查饮水设备，每周彻底更换褥草并进行灭蝇除蚊，保持环境清洁卫生。

常规马匹毛发梳理是保持马匹健康不可或缺的措施。通过日常刷拭，不仅可以清除皮垢与尘埃，防止虱癣滋生，还能促进局部血液循环，增强皮肤呼吸与代谢功能，同时维持正常的发汗与排泄。民间有“三刷两扫，好比一饱”的说法，形象地说明了刷拭的重要性。每天在马匹使役或运动前后，应进行简单刷拭，种公马每日梳理1～2次，每次持续20～40min。

在气温较高、无风的夏季条件下，如有条件可适当为马匹洗浴，但应避开耳部及面部。梳理及刷拭需使用专用工具，如体刷、水刷、汗水刮、梳子、海绵及剪刀等。操作顺序一般遵循由左至右、由前至后、由上至下的原则。在皮肤与马蹄日常护理过程中，饲养人员应逐步掌握接近马匹、徒手举肢及戴笼头等基本技能，并确保动作规范安全。

蹄部作为四肢承重及运动支撑的重要结构，其健康状况直接影响马匹的运动能力与工作效率。若缺乏定期护理，马蹄易因泥污、粪便等附着物覆盖而受损，严重时甚至导致蹄部溃烂，使马匹行走困难。所以对于马蹄部的保养也尤为重要，日常管理应确保蹄部清洁，厩舍湿度适宜且床面平整干燥。湿度过高会导致蹄质松软，形成广蹄；而环境过于干燥则容易引发蹄裂及高蹄问题。正确的抠蹄和修蹄作业尤为关键。一般而言，成年役用马每1至1.5个月应修削一次蹄部，幼驹每月修蹄一次。修蹄时需保持合理的蹄壁与蹄面的角度（前蹄55°～60°，后蹄60°～65°），确保蹄轴一致与肢势正确。

适当运动是马匹日常管理的重要组成部分，能够促进消化功能、新陈代谢及整体健康。种公马通过运动可增强体质与改善精液品质；幼驹则可在运动中锻炼心肺及肌肉发育。因此，即便是处于非役使状态的马匹，也应安排适量的运动训练。幼驹不宜过早拴系，应尽可能让其在场地内自由活动以促进正常发育；繁殖母马每天应安排约4h的运动时间，种公马则每日运动1～2h。具体运动量和形式需依据马匹年龄、胎次、品种及饲养水平调整，可采用自由放牧或牵引运动的方式，以轻度出汗为宜。

4. 饲养管理

马作为单胃草食动物，具有胃容量小、贲门括约肌紧缩、食糜转移速度快等特点，因此饲养中应采取定时定量的喂养策略，以促进消化液分泌，提高饲料消化率，并有助于建立良好的采食行为模式。依据马匹体格、使役强度以及季节气候变化，每昼夜宜分3～4次投喂，每次饲喂至八成饱，避免因过饱导致消化紊乱。采用“少量多次”的饲喂方法，不仅能保持饲料新鲜，增强食欲，还能促进消化系统功能，提高饲料利用率。若每日精饲料喂量超过体重的 0.5%，建议分 2 次以上喂给，且投喂间隔控制在 10～14h。生长发育期或生产期的马匹，通常建议每日喂 3 次。

作为大型草食动物，马每天在厩舍或草场需有 10～12h 的采食时间。饲料总摄入量因品种、生理阶段及劳动负荷不同而变化，一般占体重的 1.5%～3.5%。

马口裂较小、采食速度较慢，每次咽下食团量约 15～20g，因此需对粗长秸秆类饲料进行适当加工调制，提高咀嚼与采食效率。

马匹饲喂应以粗饲料为主、精饲料为辅的原则进行饲喂，保证粗饲料日供量不低于体重的 1%。此举不仅有助于降低饲养成本，还能有效预防马匹异食癖等行为问题。同时，坚持“先粗后精”的喂养顺序，可刺激唾液分泌，促进消化液生成，提高饲料消化率，并有效预防因贪食引发的消化道疾病。

日粮组成应多样化，保证营养全面互补。依据马的消化生理特点，宜选用纤维适中、蛋白适量、脂肪含量低、体积小、质地松软、适口性好、易于消化且具有轻泻作用的饲料。幼嫩青草、多汁类饲料均有助于提升适口性。在更换饲料时，应遵循循序渐进的原则，避免突然更换，特别是在由以草料为主转为精饲料为主的过程中。比如，可每 2～3 天增加谷物类饲料 200g，直至过渡到目标日粮标准。突然更换饲料极易破坏消化道微生态平衡，引发疝痛、便秘等胃肠道疾病。

水分在马体内占比 65%～70%，且一昼夜中分泌 70～80L 的消化液，加之呼吸与汗液的排出导致大量水分流失，因此保证充足的饮水极为关键。马匹每日饮水 3～4 次，夏季则增加至 5～6 次，要求饮水清洁，温度适宜（8～12℃），推荐优先使用流动水或井水。

马匹作业后或剧烈运动后，应避免让马立即大量饮水，防止因“暴饮”“急饮”引起疝痛、流产及心脏负荷加重等问题。民间有“饮马三提缰”之说，强调应控制饮水速度。正确做法是，运动后让马先休息，待汗液基本干落后，每隔 3～5min 小口饮水，体温恢复正常后方可自由饮用；或在汗落后先投喂少量干草，再饮水，随后喂食拌料草，最后再次饮水。

饲养管理应坚持“三勤四净”的基本要求。“三勤”指眼勤、手勤、腿勤；“四净”指草料净、饮水净、食槽净、环境净。厩舍地面应保持清洁无杂物，饲槽内无残留败坏饲料，空气流通，无异味。饲料必须筛除灰尘、霉变杂质及虫害，以保证适口性，防止呼吸道疾病或中毒症状发生。日常喂饮时，饲养人员应守槽在侧，专心关注马匹采食及饮水情况，及时发现食欲、行为或体况异常。

体况评分是实施分群饲养管理的重要依据。评定时，主要观察颈部、鬐甲、肋部、腰部、尾根及肩后部等六个部位的肌肉发育程度及脂肪沉积状况。根据评分标准，可将马匹体况分为太瘦、偏瘦、适中、丰满及肥胖等 9 级（或 5 级）。依据标准体型图结合触诊法，科学评估体况变化，从而合理调整饲养方案，确保不同类型与生理阶段马匹的饲养管理精准高效。

繁殖母马指处于适合繁殖年龄的母马，在生产中一般是指 3 岁以上的母马。在这个阶段，只有给予合理的饲养管理，母马才能正常地出现发情、进行配种、成功受胎以及顺利妊娠，从而生产出健康的幼驹。繁殖母马可分为空怀期、妊娠期、哺乳期等不同的生理阶段。饲养管理必须满足母马的生理需求，使母马保持良好的体况，避免过胖或过瘦的情况。对于承担使役任务的母马，更应妥善处理好繁殖和使役之间的矛盾，以免因使役而对母马的繁殖产生不利影响。

繁殖母马的性成熟受气候、品种及个体差异影响，建昌马可在 8 个月时性成熟，而河曲马则需 24 个月。通常，母马在 1～1.5 岁出现性周期并排卵，适宜配种年龄为 2.5～3 岁，繁殖年限一般为 18～20 年。母马的繁殖性能通过受胎率、产驹率、幼驹成活率及繁殖密度等指标评估，繁殖能力与品种、年龄、体况及配种管理技术密切相关。

空怀母马管理的主要目标是促进发情、正常排卵和成功受胎。当前主要存在营养不良、管理不当、使役失调及生殖系统疾病等影响因素。母马的发情周期通常为 20～24 天，平均 21 天，发情期持续 4～7 天，受光照、温度与营养条件影响显著。适宜发情温度为白天 15～20℃，夜间 8～12℃，5～6 月为发情旺季。若能量摄入不足或维生素 A、维生素 D、维生素 E 缺乏，可通过增加青绿饲料、放牧、增强运动与日晒来改善。

对于体况过瘦或过肥的空怀母马，应分别采取补饲或限饲、加强运动等措施，恢复至适宜的中上膘情，以利于正常繁殖。冬季可通过温暖圈舍管理，保持体况，促进翌年春季配种成功。

胎儿发育呈现初期增长缓慢、中期加速、后期迅速的特征。妊娠后期胎儿体重可达初生重的 70%。妊娠母马食欲增强，新陈代谢水平提高 18%～30%，能量与氮的利用率分别提高 18.1% 与 12.9%。妊娠初期饲喂质优量少的日粮，中后期逐步增加饲喂量，特别注意蛋白质、矿物质及维生素供应。妊娠后 90 天，日粮粗蛋白含量需达到 12%以上，精料占比 25%～35%，并根据膘情灵活调整。

妊娠期应避免饲喂霉变、冰冻饲料，提供清洁水源（7～8℃）。妊娠后期适当增加饲喂频次，减少单次喂量。运动方面，妊娠早期可适度牵引活动，避免剧烈运动；后期应减少运动量，防止意外流产。流产风险包括传染性、营养性及季节性因素，尤其在妊娠 3 个月与最后 3 个月阶段需格外加强饲养管理和营养供给，防止因能量供应不足或外界刺激引起的流产。

产前 15 天应将母马转入产房，实行单独管理，加强护理。临产前可通过乳房膨大、尾根松弛、排便频繁等体征监测临产进程。母马多在夜间分娩，正常情况下 15～30min 完成。新生幼驹需及时擦净口鼻黏液，处理脐带，促进早期站立和初乳摄取。胎衣一般于产后 3h 内排出，需用 0.1%高锰酸钾溶液清洁外阴。母马饮温水（30～35℃）并适量补充食盐。产后 3 日内以麸皮和干草为主，逐步恢复精料喂养，10 天后转为正常饲喂管理。

哺乳期母马的管理重点在于确保泌乳量充足、支持幼驹正常哺乳，并帮助母马尽快恢复体况，以便及时发情、排卵和再次受胎。一般来说，母马在产后前 3 个月泌乳量最高，随后逐步下降（表 2-10）。根据母马的泌乳营养需求，建议在哺乳前 3 个月，精饲料应占日粮总量的 45%～55%。精料喂量需依据干草质量、放牧条件、母马泌乳能力及体况等因素灵活调整，同时保证日粮粗蛋白质含量在 12.5%～14%之间。若混合精饲料占日粮比例达到 50%，粗饲料的蛋白质含量应不低于 10%。此外，哺乳期母马需自由采食食盐与矿物质添加剂，以补充微量元素和维持代谢平衡。日粮中纤维素含量应控制在 25%以内，为提升泌乳量，应提供充足清洁饮水，并多供应青绿饲料和青贮饲料。白天饮水次数不少于 5 次，夜间应确保自由饮水。

表 2-10　母马平均泌乳量　　单位：kg/d

泌乳月	挽马	轻型马	矮马
0～1	15.4	13.9	10.4
1～2	16.8	14.7	11.8
2～3	18.2	16.9	12.5
3～4	17	15.1	9.5
4～5	14.7	10.9	9.1

产后一个月内，母马需饮用温水以促进子宫恢复。若个别母马泌乳量不足，可在日粮中适量添加炒熟小糜子 0.25～0.5kg，连续饲喂几天后可见催乳效果。

哺乳母马在进行轻度役使时，应在基础日粮标准上增加 20%。役使时需注意适时休息，保证幼驹吃奶时间。应定期为母马与幼驹称重，以便根据生长发育情况调整饲料配比，确保幼驹健康成长。同时，应密切观察母马产后首次发情情况，抓紧首发情期进行配种，以避免哺乳期影响后续发情及受胎率。

幼驹的生长发育划分为胎儿期、哺乳期及断奶后三个阶段。

在胎儿期，尤其是妊娠后 3 个月内，胎儿体重增长迅速，占初生重的 60%。合理饲养管理下，新生幼驹的体高可达成年体高的 60%～62%，体重为成年体重的 9%～10%。

哺乳期内（出生至 6 月龄），幼驹生长发育达到一生中最快速阶段，体尺和体重增长均超过出生后总增长量的一半。例如，关中马在哺乳期内体高增长 31cm，占总增长量的 53.5%；体长、胸围、管围增长比例分别为 58%、50%与 56%。可见，哺乳期的营养管理直接影响成年后的体型与生产性能。

断奶后至 1 岁期间，幼驹管状骨发育迅速，体高可达成年体高的 90%，体重约为 65%，呈“高方形”体型；至 2 岁左右，体轴骨与扁平骨增长加快，体高达成年体高的 95%，体重达 85%，体型转为“正方形”或“低方形”；至 3 岁后体重可达成年体重的 95%。

幼驹出生后应尽早摄取初乳，以获得免疫保护。初乳中富含免疫球蛋白及易消化蛋白质，且新生驹在出生 3 小时内对免疫蛋白吸收效率最高。若母马无乳或死亡，应及时寻找代乳或采用人工哺乳。

1 月龄幼驹即可尝试采食辅料，有助于消化系统发育。补饲划分为前期（1～3 月龄）与后期（3～6 月龄）：前期以母乳为主，辅以高蛋白（16%）的精饲料，钙 1.3%～1.5%，磷 0.8%～1%，精料占比约 70%，逐月递减，草料逐月增加；后期随着泌乳量下降，草料与精料比例各占一半，注意补充维生素及矿物质。

补饲宜采用单槽饲喂，避免与母马争食，喂料时间与母马同步。饲料选择应以高消化率、高适口性为标准，前期以燕麦、麸皮、小米糊状饲喂为主，后期增加玉米、高粱、豆饼等饲料。如有放牧条件，可让幼驹随母马放牧。

幼驹通常在6～7月龄断奶，断奶时间视母马体况与管理条件确定。断奶需提前做好准备工作，包括修缮厩舍、围栏，备足饲草和管理用具。断奶应果断迅速，将发育相近的幼驹集中饲养，远离母马，可安排性情温顺的成年马陪伴以缓解应激。通常2～3天后幼驹情绪稳定，食欲恢复，即可逐步进入自由放牧阶段。

断奶后需同步进行分群、烙印、阉割、称重和体尺测量，建立完善管理档案，实行定期检查与调整。

6～12月龄幼驹此阶段骨骼生长迅速，消化功能增强，应适当增加饲草和添加剂比例，分别由50%与3%提高到56%与10%；干物质采食量以2.5kg/100kg体重为标准。应加强运动管理，适时修蹄，并开展驯导训练。1～2岁驹此阶段胸围、体长增长加快，同时进入性成熟期。精饲料投喂比例逐步降低（12月龄约30%，24月龄降至15%），但蛋白质含量仍需维持在15%～16%。在非训练状态下，应合理调整草料与精料比例。1.5岁后可开始调教训练，每日运动时间2小时，训练强度提高时需相应调整饲料配比，确保能量供应充足，促进健康成长与训练进度。

5. 马乳房构造特点

马乳房的外形呈现漏斗状态，分左右两半附着在母马两后腿之间，每部都有一个乳头，每个乳头有两三个乳头管。乳房腺体发达，乳房内部无硬结，两个乳区发育良好，大小接近一致，皮膜柔软，毛细而短，具有良好的弹性，乳头大小适中，两乳头之间有一定的距离。

乳房的外部形态：母马的乳房由左右两部分组成。在众多乳房形态中，以碗状乳房最为理想。碗状乳房在中线、侧线及宽度比例上，与椭圆形、悬垂乳房和“山羊乳房”等不良乳房形态明显不同。碗状乳房通常基底较宽，乳头粗大，挤奶操作更加方便，且挤奶后乳房萎缩明显，产奶量普遍较高。

理想的母马乳房应具备以下特征：腺体组织发达，内部无硬块，皮肤细薄柔软且富有弹性，乳静脉明显弯曲，两侧乳房对称发育，各有一个乳头。乳房的前区与后区发育一致，整体具有良好容量。乳头为截面椭圆形的倒圆锥状，大小适中，间距适宜，有利于正常泌乳与挤奶。

母马乳房的内部形态：内部主要由腺体组织和结缔组织构成，中间由悬韧带将乳房分为左右两部分，起到支撑和固定作用。腺体组织是乳汁的主要分泌部位，由乳腺细胞构成乳腺泡，乳腺泡通过末梢细管连接至乳腺小管，形成葡萄串状的小叶，小叶再集合形成乳腺叶。各乳腺叶通过输乳小管连接，最终汇集入较大的乳导管，通向乳池。

结缔组织内部布满血管、淋巴管和神经网络，负责为乳腺提供营养、排泄代谢产物并进行神经调控。母马乳房的乳池容量较小，而输乳小管及腺泡的容量则是乳池的 9～10 倍，约 90％的乳汁储存在输乳小管和腺泡内。母马乳房基部周径为 54～78cm，长度 26～30cm，高度 10～18cm，乳头长度为 3～7cm，两乳头间距为 3～7.5cm，单乳房容量在 1.5～3.5L 之间。乳房的中间由结缔组织间壁分隔成左右两半，间壁除结缔组织外，还分布有血管与神经，但左右两侧乳房的乳腺组织和乳导管系统彼此独立互不相通。每侧乳房包含两个乳区，各自拥有独立的腺体组织、乳导管、乳池与乳头。每个乳头上有两个乳孔，分别连接前区与后区的导管系统。一般而言，前区发育优于后区，有助于更高效的泌乳过程。

6. 挤奶管理

（1）标准化挤奶操作流程

挤奶的整个过程需要将生物节律调控与技术参数优化完美融合。在正式操作前的 1 小时，需要启动环境预处理工作，将环境温度稳定地控制在 18～22℃的范围内。同时，配合特定频率的白噪声，帮助母马进入一种放松的状态。在预处理阶段，采用分级清洁法是至关重要的。首先，使用软毛刷仔细地清除母马体表的表面杂质。随后，运用微温的无菌水，以螺旋式擦洗的方式进行进一步的清洁处理，尤其要重点处理乳头基部的褶皱区域，确保清洁工作的全面与彻底。在刺激排乳的环节中，通过指腹环形按压与间歇温敷相结合的方式，精准地复现幼驹吮吸的力学模式。在机械挤奶阶段，采用双负压技术。在初始阶段，维持标准负压，以促进乳池的排空。而在后期，则提升负压，使其与乳腺小叶的收缩节律相互匹配。在整个操作过程中，需要持续不断地监测乳汁的流速与浊度变化。当乳汁的流量衰减至临界值，或者出现絮状物等异常情况时，必须立即终止挤奶操作，以避免对乳腺上皮细胞造成损伤。在挤奶操作的收尾阶段，需要对乳头进行封闭处理，从而形成物理-化学双重防护屏障，为母马的乳腺健康提供全方位的保护。

（2）挤奶操作注意事项

手工挤奶注意事项：虽然手工挤奶操作看似简单，但在实际过程中容易出现诸多问题，若操作不规范，容易对母马健康、泌乳量及马奶质量造成不良影响。因此，在手工挤奶过程中，应特别注意以下几点：挤奶前须洗净双手或用消毒液浸泡消毒，防止交叉感染。挤奶顺序应遵循先挤健康母马，再挤患病母马，先挤高产马，再挤低产马的原则。挤奶过程中应减少走动与大幅度动作，保持轻声细语，操作时不可粗暴拉扯或拧转乳头，禁止鞭打呵斥，以免导致母马紧张或流产。挤奶环境需保持安静，杜绝喧哗噪声及外来干扰，避免因惊扰母马而影响泌乳效果。期间应谢绝参观活动，确保母马情绪稳定。挤奶动作需一气呵成，应在 6～8 分钟内完成挤奶操作。因排乳反射持续时间有限，若延误将导致小导管内乳汁无法顺利排出，影响挤净效果。

建立科学规范的挤奶流程，并严格执行。同时应设立挤奶员培训、考核与奖惩制度，确保操作人员掌握手工与机械挤奶的基本技能。对于有踢人习惯的母马，应采取温和态度，严禁使用暴力。挤奶时应注意观察母马右后腿的动向，若出现抬腿迹象，可用左手挡护。如有必要，可使用绳索交叉固定前腿，但对于初产母马应尽量避免绑腿，以防形成不良习惯。具备条件的马场应定期参加产奶性能检测，通过监测体细胞数（SCC）早期发现乳腺炎及隐性乳腺炎，利于及时诊治。患乳腺炎的母马应单独使用专用挤奶桶具，防止交叉感染。

机械挤奶时注意事项：严格遵循机械挤奶操作规程。根据设备厂家提供的说明书，结合实际情况，制定具体操作流程，包括开关机步骤、日常维护、清洗消毒及易损件更换制度，并建立完善的检查与奖惩机制。科学规范的操作流程直接影响挤奶机寿命、马奶产量质量、母马健康及生产成本。

操作人员须具备扎实技术基础。机械维修人员应掌握基本挤奶技能及母马饲养知识，以便协助挤奶员工作；挤奶员必须了解母马行为学、泌乳生理与马奶特性，并熟练掌握手工挤奶技巧，以便应对紧急机械故障情况。所有机械挤奶员应经过系统理论与实操培训后方可上岗。挤奶与饲喂应紧密结合。俗话说："七分喂，三分挤。"若饲养管理不科学，即使挤奶设备先进，产奶量也难以提升。饲养员应熟悉母马产奶规律，科学配制日粮，避免高产马营养供应不足或低产马营养过剩，避免饲料浪费及肥胖，维护母马繁殖性能。因此，挤奶与饲喂环节必须有机衔接，相辅相成。产后 5～7 天内，母马乳腺尚未完全稳定，此阶段若出现乳腺炎等疾病，不宜使用机械挤奶，建议采用手工挤奶方式，避免机械刺激加重乳腺负担。

7. 泌乳力测定

乳用马生产性能测定对象为分娩后的泌乳期马匹，测定指标为日产奶量、月产奶量、150 天产奶量和体细胞数等，采样方式为人工挤乳，采样时间为日采样 4 次，分别为 11：00、13：00、16：00、18：00。测定间隔时间为 7 天，每月 4 次。

采样准备时，查询马匹基本资料具备系谱、繁殖记录及详细的生产资料。准备标有样品号的采样瓶、保温箱、采样记录本等。在采样记录本上，登记采样日期与时间、马场号、马匹号、采样次数、样品号等。挤乳前用温水擦拭乳房，用医用酒精消毒双手，将挤乳挤入塑料量杯。每匹马每个时间点取样 20mL，再将各时间点样品按 2：2：4：2 的比例均匀混合后取样 30mL。采好的样品应当立即放入保温箱，每次采样后，应清洗塑料量杯并用医用酒精消毒。样品置于－20℃冰箱中冷冻保存，4 天之内送检。每次挤奶量准确计数，将各次挤奶量相加即为该马的日产奶量。月产奶量（千克）$=M_1\times D_1+M_2\times D_2+M_3\times D_3+M_4\times D_4$ 式子中，M_1、M_2、M_3、M_4 为该泌乳月内 4 次测定日产奶量，D_1、D_2、D_3、D_4 为该泌乳月测定的时间间隔。150 天产奶总量是产驹后第一天开始到 150 天为止的总产奶量。不足 150 天的，按实际奶量，超过 150 天的，超出部分不计算在内。150 天标准乳量是个体的总产奶量，校正到乳脂率为 2.0%的 150 天的产奶量。

第三章 马奶营养成分与理化性质

马奶作为一种具有独特营养价值和功能特性的天然乳源，正逐渐成为科学界和营养学界的研究热点。其丰富的营养成分和理化性质，为马奶在食品工业中的应用开辟了广阔的前景。从营养成分来看，马奶不仅在常规营养素含量上表现优异，更因其富含多种生物活性成分而备受关注。在蛋白质方面，马奶的组成结构与人乳相近，尤其是β-乳球蛋白的结构差异使其致敏性显著降低，为过敏体质人群提供了更安全的选择。此外，马奶中的免疫球蛋白、乳铁蛋白和溶菌酶等免疫活性成分，能够有效增强机体免疫力，促进婴幼儿免疫系统发育。脂肪成分中，多不饱和脂肪酸占比高，有助于调节血脂、预防心血管疾病，且乳脂肪球膜中的乳凝集素等糖蛋白具有天然抗菌特性，可抑制肠道有害菌生长。矿物质与维生素含量丰富，尤其是铁含量显著高于牛乳，对预防缺铁性贫血意义重大，同时维生素 C、维生素 B_6 和维生素 E 等具有抗氧化、免疫调节等作用。

在理化性质方面，马奶的密度接近水，黏度低、流动性好，有利于加工过程中的快速混合与灌装。其 pH 值在鲜奶状态下略高于中性，发酵后会降至酸性环境，有效抑制有害菌生长。马奶的发酵特性表现为乳酸菌与酵母共生发酵，产生乳酸和乙醇，形成独特的酸甜风味。然而，马奶中的乳清蛋白对高温敏感，巴氏杀菌需严格控温。在质量检测方面，通过微生物检测技术、成分检测技术以及 HACCP 体系的应用，可以确保马奶的安全性和营养价值。这些检测手段和标准规范的实施，为马奶在功能性食品开发、婴幼儿配方食品开发等领域的应用奠定了基础。

第一节　马奶的营养成分

马奶作为一种独特的乳制品来源，其营养价值和健康潜力近年来逐渐受到关注。相较于传统乳源如牛乳，马奶在营养成分构成上展现出诸多独特优势。这些优势不仅体现在蛋白质、脂肪、矿物质和维生素等常规营养素的含量与构成上，更在于其富含多种生物活性成分，使其在功能性食品开发和特殊人群营养支持方面具有广阔的应用前景。以下将从蛋白质与氨基酸、脂肪与脂肪酸、矿物质与维生素、乳糖代谢特性以及生物活性成分等多个维度，深入剖析马奶的营养特点及其健康意义。

在蛋白质与氨基酸方面，马奶的蛋白质含量虽略低于牛乳，但其组成结构与人乳更为接近，这一特性使其在婴幼儿配方食品开发中具有独特优势。尤其是马奶中 β-乳球蛋白的结构与牛乳存在显著差异，这种差异显著降低了其致敏性，使其成为过敏体质人群的理想乳源选择。对于婴幼儿而言，乳蛋白过敏是常见的食物过敏类型之一，传统牛乳中的 β-乳球蛋白是主要过敏原之一，而马奶的低致敏性特性能够有效减少过敏反应的发生概率，为过敏体质婴幼儿提供了更为安全的营养支持。

进一步分析发现，马奶中还富含免疫球蛋白、乳铁蛋白和溶菌酶等免疫活性成分。乳铁蛋白不仅具有抗菌、抗病毒作用，还能调节肠道免疫功能，促进婴幼儿免疫系统的发育。发酵过程中，马奶中的蛋白质经过微生物的分解作用，游离氨基酸含量显著增加，其中谷氨酸和苯丙氨酸的含量尤为突出。谷氨酸作为鲜味的主要贡献者，能够提升发酵马奶的风味品质，而苯丙氨酸则是合成神经递质的重要前体物质，具有一定的认知功能支持作用。此外，发酵过程中产生的抗氧化肽类物质能够有效清除自由基，增强机体的抗氧化能力，从而在延缓衰老和预防慢性疾病方面发挥潜在作用。

在脂肪与脂肪酸构成方面，马奶展现出显著的健康优势。其脂肪含量相对较低，仅为牛乳的三分之一左右，这一特性使得马奶成为低脂饮食的理想选择。然而，低脂肪含量并不意味着营养价值的缺失。相反，马奶中多不饱和脂肪酸（PUFA）的占比高达 26.5%，远高于牛乳。其中，亚油酸和亚麻酸是主要的多不饱和脂肪酸成分。亚油酸作为人体必需脂肪酸，能够调节血脂水平，降低血液中低密度脂蛋白胆固醇（LDL-C）的含量，同时提高高密度脂蛋白胆固醇（HDL-C）的水平，从而有效预防心血管疾病的发生。亚麻酸则在抗炎、免疫调节以及大脑发育等方面发挥重要作用，尤其对于儿童神经系统的发育具有不可替代的作用。

值得注意的是，马奶中的乳脂肪球膜富含乳凝集素等糖蛋白，这些糖蛋白具有天然抗菌特性，能够抑制肠道有害菌的生长，促进有益菌的增殖，从而维持肠道微生态平衡。在当今抗生素滥用导致耐药性问题日益严重的背景下，马奶中的天然抗菌成分为其在功能性食品和替代抗生素领域的应用提供了新的可能性。

在矿物质与维生素方面，马奶的钙、铁含量显著高于牛乳，尤其是铁含量可达牛乳的 10 倍之多。铁是合成血红蛋白的关键原料，对于预防缺铁性贫血具有重要意义。全球范围内，缺铁性贫血仍是影响人类健康的重大公共卫生问题，尤其是在发展中国家的妇女和儿童群体中具有较高的发病率。马奶中铁含量的显著优势，使其成为贫血人群的理想营养补充品。此外，马奶中的钙含量也高于牛乳，钙是维持骨骼和牙齿健康的重要矿物质，充足的钙摄入能够有效预防骨质疏松症的发生，尤其对于儿童骨骼发育和老年人骨骼健康具有重要意义。

维生素方面，马奶富含维生素 C、维生素 B_6 和维生素 E 等水溶性和脂溶性维生素。维生素 C 具有抗氧化、促进胶原蛋白合成以及增强免疫力的作用；维生素 B_6 参与体内多种代谢过程，包括蛋白质代谢、神经递质合成等；维生素 E 作为一种强效抗氧化剂，能够保护细胞膜免受自由基的损伤。发酵过程中，马奶中的维生素 B_{12} 和叶酸含量也会显著增加。维生素 B_{12} 对于红细胞生成、神经系统功能维持以及 DNA 合成具有重要作用，而叶酸则是预防胎儿神经管缺陷的关键营养素，对于孕妇和备孕女性的营养支持具有不可忽视的作用。

马奶的乳糖含量为 6%～7%，这一含量高于牛乳，对于乳糖不耐受人群而言，传统乳制品的摄入往往受到限制。然而，发酵马奶为乳糖不耐受人群提供了新的选择。在发酵过程中，乳酸菌对乳糖进行代谢分解，使其含量可降至 2.69%以下，显著降低了乳糖不耐受症状的发生风险。同时，发酵过程中产生的 GABA（γ-氨基丁酸）具有镇静、降血压等生理功能。GABA 是中枢神经系统的主要抑制性神经递质，能够有效缓解焦虑，改善睡眠质量，并对高血压等心血管疾病具有一定的预防和辅助治疗作用。

一、乳蛋白质与氨基酸

1. 马奶蛋白质含量的生物学意义

马奶作为一种独特的哺乳动物乳源，其蛋白质含量介于1.5～3.0克/100毫升之间，这一数值虽然低于传统乳源牛乳（3.0～3.5克/100毫升），但与人乳蛋白质含量（1.0～1.5克/100毫升）更为接近。人乳较低的蛋白质浓度配合较高的乳糖含量，更有利于新生儿消化吸收和脑部发育；而马奶的蛋白质结构与人乳的相似性，使其在婴幼儿配方食品开发中展现出独特的应用潜力。

具体而言，马奶蛋白质主要由β-乳球蛋白（占乳清蛋白50%以上）、α-乳白蛋白和免疫活性蛋白三大类构成。β-乳球蛋白作为马奶中最主要的蛋白质成分，其三维结构与牛乳β-乳球蛋白存在显著差异。牛乳中的β-乳球蛋白是常见的食物过敏原之一，而马奶中该蛋白的疏水性氨基酸分布和二级结构比例的调整，使其致敏性显著降低，使马奶在过敏体质人群中具有更高的耐受性，尤其对于婴幼儿配方奶粉的开发具有重要意义。

2. 免疫活性蛋白的健康价值

马奶中富含乳铁蛋白、溶菌酶等免疫活性蛋白，这些生物活性分子在乳汁中的存在并非偶然，是哺乳动物为新生后代提供的“先天免疫屏障”。乳铁蛋白具有强大的铁离子螯合能力，能够抑制肠道内致病菌的生长，同时调节肠道免疫细胞的活性。研究发现，马奶中的乳铁蛋白含量可达200～300mg/L，其抗菌谱覆盖大肠杆菌、金黄色葡萄球菌等多种病原体，且在模拟胃酸环境（pH 2.0）中仍能保持60%以上的活性。

溶菌酶则通过水解细菌细胞壁的β-1,4糖苷键发挥抗菌作用，其在马奶中的活性单位可达150～200U/mL。值得注意的是，这两种免疫蛋白在发酵过程中会发生构象变化，暴露出更多的活性位点。例如，发酵后的马奶中乳铁蛋白的抗菌活性可提升1.8倍，溶菌酶的酶活保留率高达92%，这种协同增效作用为发酵马奶制品的保健功能提供了分子基础。

3. 氨基酸组成的营养学优势

马奶蛋白质的氨基酸组成涵盖了全部16种氨基酸，且必需氨基酸种类齐全。在必需氨基酸中，亮氨酸（Leu）和赖氨酸（Lys）的含量尤为突出。亮氨酸作为支链氨基酸的核心成员，不仅是肌肉蛋白质合成的关键底物，还能通过激活 mTOR 信号通路促进肌肉生长。马奶中亮氨酸的相对含量可达总氨基酸的 8.5%～9.2%，这一比例显著高于牛乳（7.2%～7.8%），使其成为运动员营养补充的理想选择。

赖氨酸作为蛋白质合成的限制性氨基酸，在马奶中的含量为总氨基酸的 6.8%～7.2%。其独特的 ε-氨基结构使其在胶原蛋白交联和酶活性调节中发挥不可替代的作用。对于生长发育期的儿童而言，马奶中较高的赖氨酸含量能够有效满足骨骼和结缔组织发育的营养需求，同时减少因赖氨酸缺乏导致的食欲不振和生长迟缓问题。

4. 发酵过程中的氨基酸转化机制

发酵过程对马奶氨基酸组成的改造效应是其核心营养价值所在。在乳酸菌和酵母菌的协同作用下，马奶中的结合态氨基酸通过蛋白酶和肽酶的作用逐步水解为游离氨基酸。研究发现，发酵 48h 后，谷氨酸（Glu）和苯丙氨酸（Phe）的游离含量分别增加 3.2 倍和 2.8 倍。谷氨酸作为鲜味氨基酸的主要来源，其释放量与呈味核苷酸的协同作用可使马奶的风味强度提升 4.5 倍，这种天然的味觉增强效应提升了发酵马奶制品的感官品质。

苯丙氨酸的增加则具有双重意义。一方面，作为酪氨酸的前体物质，苯丙氨酸能够促进黑色素合成，具有改善皮肤弹性和预防紫外线损伤的作用；另一方面，其衍生物苯乙酸能够抑制肠道炎症因子的表达，展现出抗炎和免疫调节功能。发酵过程中产生的这些生物活性氨基酸，通过激活 Nrf2 信号通路，进一步增强机体的抗氧化能力，使发酵马奶的总抗氧化能力（FRAP 值）较原料奶提高 2.3 倍。

5. 氨基酸功能活性的临床验证

近年来，多项临床研究验证了马奶氨基酸组成的健康效益。一项针对 45 名乳糖不耐受受试者的双盲试验显示，连续饮用发酵马奶 8 周后，肠道乳糖酶活性提高 37%，同时血清中炎症因子 IL-6 和 TNF-α 水平分别下降 28%和 32%。这表明发酵过程中释放的游离氨基酸能够通过调节肠道菌群结构，改善肠道屏障功能，从而缓解乳糖不耐受症状。

在运动营养领域，另一项随机对照试验发现，摄入含马奶蛋白的运动饮料组在高强度训练后，肌肉恢复速度比对照组快 1.7 倍，血清尿素氮水平降低 41%。这归因于马奶中支链氨基酸（BCAA）与谷氨酰胺的协同作用，能够有效抑制运动引起的肌肉蛋白分解，同时促进合成代谢过程。

二、乳脂肪和脂肪酸

1. 马奶脂肪含量的生物学意义与健康优势

马奶作为一种独特的乳源，其脂肪含量介于 0.65～2.5g/100mL 之间，显著低于传统乳源牛乳（3.0～4.5g/100mL）。这一低脂肪特性并非偶然，而是马在进化过程中形成的独特适应性特征。马奶的低脂肪含量使其成为低脂饮食的理想选择，尤其适合需要控制脂肪摄入的人群，如心血管疾病患者、肥胖症患者以及老年人群体。与传统低脂乳制品不同，马奶在降低脂肪含量的同时，并未牺牲其营养价值，这得益于其脂肪酸组成的独特性。

进一步的分析发现，马奶中的乳脂肪球膜富含多种抗菌糖蛋白，其中乳凝集素是研究最为广泛的活性成分。乳凝集素通过其糖基化头部的糖链结构，能够特异性识别并结合肠道病原体表面的糖蛋白，从而抑制病原体的黏附和侵袭。实验表明，马奶中的乳凝集素对大肠杆菌 O157：H7 和沙门氏菌的抑制率分别达到 82%和 76%，且在模拟胃肠道环境（pH 1.5～6.5）中仍能保持 70%以上的活性。这种天然抗菌特性使得马奶在预防肠道感染和维护肠道微生态平衡方面具有显著优势。

2. 多不饱和脂肪酸（PUFA）的健康潜力

马奶脂肪酸组成的显著特点是多不饱和脂肪酸（PUFA）占比高达 26.5%，远高于牛乳（15%～18%）。PUFA 在人体中具有重要的生理功能，尤其是亚油酸和亚麻酸这两种必需脂肪酸。亚油酸作为 ω-6 系列脂肪酸的核心成员，是合成前列腺素 E_1 和 E_2 的重要前体物质，能够调节血管舒缩、血小板聚集和炎症反应。亚麻酸则属于 ω-3 系列脂肪酸，其衍生物如 EPA（二十碳五烯酸）和 DHA（二十二碳六烯酸）在抗炎、免疫调节以及大脑发育中发挥关键作用。

具体而言，马奶中的亚油酸含量可达总脂肪酸的 12%～15%，亚麻酸含量为 8%～10%。这种 ω-6 与 ω-3 脂肪酸的平衡比例（约 1.5：1）接近世界卫生组织推荐的健康摄入比例［(2～4)：1］，有助于预防因脂肪酸失衡导致的慢性疾病，如心血管疾病、2 型糖尿病和某些癌症。研究发现，连续饮用马奶 12 周后，受试者血清中总胆固醇（TC）和低密度脂蛋白胆固醇（LDL-C）水平分别下降 14%和 21%，而高密度脂蛋白胆固醇（HDL-C）水平上升 18%，表明马奶中的 PUFA 能够有效改善血脂代谢。

3. 发酵过程中的脂肪酸转化机制

发酵是提升马奶脂肪功能特性的关键工艺。在乳酸菌和酵母菌的协同作用下，马奶中的长链脂肪酸通过β-氧化途径逐步转化为短链脂肪酸（SCFA），主要包括乙酸和丁酸。发酵 48h 后，乙酸含量可从原料奶的 0.12%增加至 0.45%，丁酸含量从 0.08%上升至 0.32%。这些短链脂肪酸不仅赋予发酵马奶独特的酸味和香气，还具有显著的健康功能。

乙酸作为肠道微生物的主要能量来源，能够促进有益菌如双歧杆菌的增殖，从而改善肠道微生态平衡。丁酸则对肠道上皮细胞具有特殊的营养作用，能够增强肠道屏障功能，减少肠漏综合征的发生风险。研究发现，发酵马奶中的丁酸能够通过激活肠上皮细胞的 GLUT5 转运体，促进葡萄糖的吸收，同时抑制炎症因子如 IL-6 和 TNF-α 的表达，展现出抗炎和免疫调节功能。

4. 脂肪酸功能活性的临床验证与应用前景

近年来，多项临床研究验证了马奶脂肪酸组成的健康效益。一项针对 120 名代谢综合征患者的随机对照试验显示，连续饮用发酵马奶 16 周后，受试者血清中炎症因子 CRP 水平下降 34%，血压收缩压和舒张压分别降低 8mmHg 和 5mmHg，胰岛素敏感性指数（HOMA-IR）改善 27%。这些结果表明，马奶中的 PUFA 和 SCFA 能够通过多重机制协同改善代谢综合征患者的健康状况。

在功能性食品开发领域，马奶脂肪的独特优势为其应用提供了广阔的空间。通过超高压均质和微胶囊技术，马奶脂肪可以被制备成富含 PUFA 的营养补充剂，用于预防心血管疾病和改善认知功能。此外，发酵马奶中的短链脂肪酸可通过定向发酵工艺进一步富集，开发出具有肠道健康功能的新型发酵乳制品。在化妆品领域，马奶脂肪中的乳凝集素和不饱和脂肪酸被用于制备具有抗菌和保湿功能的护肤品，其市场潜力正在逐步显现。

三、乳糖

作为乳品中重要的碳水化合物，乳糖不仅是能量的主要来源，还具有促进人体对钙、铁等矿物质吸收的作用。在马奶中，乳糖含量的优势尤为突出，其鲜马奶乳糖含量范围为 6.0%～7.0%，显著高于牛乳的 4.5%～5.0%，接近人乳的 6.5%～7.5%。这一含量差异意味着马奶在营养供给上具有更大的潜力，尤其在需要快速补充能量和营养的特殊人群，如婴幼儿、运动员或营养不良者中，马奶的乳糖含量可以提供更充足的碳水化合物，为人体正常生理功能的维持和恢复提供有力支持。

1. 发酵过程中的表现

发酵是马奶加工关键环节。在酸马奶生产中，乳酸菌与酵母菌协同作用，乳酸菌将乳糖转化为乳酸，酵母菌则生成乙醇。这使乳糖残留降至2.69%以下，同时产生9.1g/L乳酸，降低乳糖不耐受风险。临床数据显示，发酵马奶的乳糖水解率可达50%～60%，远高于牛奶发酵产品，为乳糖酶缺乏者提供优质乳制品选择。

2. 加工过程中的稳定性

马奶乳糖在不同加工方式下表现出色。自然发酵中乳糖降解率50%～60%，喷雾干燥时保留率超90%（需控制温度并添加抗结剂），巴氏杀菌（70～75℃/40min）下结构稳定。冷冻干燥更能保留完整结构，作为冻干保护剂，将乳酸菌存活率提高至78%，确保马奶产品在加工后仍具营养价值和功能活性。

3. 功能转化产物的多样性

马奶乳糖在加工中转化为多种有益物质。未降解乳糖具有益生元效应，促进双歧杆菌等益生菌增殖。发酵时酵母代谢乳糖生成乙醇，与乳酸菌脂肪酸酯化形成果香酯类，增添风味。烘焙中参与美拉德反应生成呋喃类物质，赋予奶糖、奶粉等产品独特风味，提升产品品质与口感。

4. 与其他乳源的对比

对比马奶、牛奶和人乳，马奶乳糖含量优势明显。发酵后马奶乳糖残留量远低于酸牛奶（3.0%～4.0%），耐受性更高，适合乳糖不耐受人群。而人乳乳糖含量虽高，但天然适配婴幼儿。马奶乳糖兼具高含量与良好发酵特性，营养适配性高，是婴幼儿配方乳开发的潜力原料，但需强化其他营养素以满足婴幼儿全面需求。

四、矿物质与维生素

1. 马奶矿物质组成的独特性与健康意义

马奶作为一种天然乳源，其矿物质组成展现出显著的健康优势。钙、磷、钾等矿物质含量较高，而铁含量显著高于传统乳源牛乳。这些矿物质不仅是维持人体正常生理功能的基础元素，还在骨骼健康、心血管功能、免疫调节等方面发挥重要作用。

（1）钙

钙是人体含量最丰富的矿物质，占体重的1.5%～2.0%，主要存在于骨骼和牙齿中。马奶中的钙含量为72.25～958μg/g，这一范围表明不同品种马奶的钙含量存在差异，但总体上显著高于牛乳（120～150μg/g）。钙不仅是骨骼和牙齿的主要构成成分，还参与肌肉收缩、神经传导、血液凝固等多种生理过程。

研究表明，钙的摄入不足是导致骨质疏松症的主要原因之一。全球范围内，骨质疏松症影响超过2亿人，尤其是在绝经后女性和老年人中具有较高的发病率。马奶中的钙以乳钙形式存在，其生物利用度高达32%～38%，显著高于植物性钙源（如菠菜和豆制品）。乳钙的高吸收率归因于其与乳糖、氨基酸的协同作用，这些成分能够促进钙在肠道中的主动转运。

此外，马奶中的钙与磷比例（约1.2∶1）接近人体骨骼中钙磷比例（1.67∶1），这种天然的平衡使得马奶成为理想的钙补充剂。对于儿童和青少年而言，充足的钙摄入能够促进骨骼发育；对于成年人，钙的补充有助于维持骨密度，预防骨质疏松症的发生。

（2）磷

磷是人体第二大矿物质，约占体重的1.0%，主要以磷酸盐形式存在于骨骼和牙齿中。马奶中的磷含量为52.23～454μg/g，其在人体中的主要功能包括骨骼和牙齿的矿化、能量代谢的调节以及细胞膜的构成。

磷通过与钙共同作用，形成羟基磷灰石晶体，这是骨骼和牙齿的主要无机成分。在能量代谢中，磷参与ATP（三磷酸腺苷）的合成与分解，为细胞提供能量。此外，磷脂是细胞膜的重要组成部分，能够维持细胞膜的流动性和通透性。

值得注意的是，马奶中的磷含量与钙含量的协同作用能够有效预防钙磷代谢紊乱。钙磷代谢紊乱可能导致骨质疏松、肾结石等问题。马奶中钙磷比例的合理性，使其在补充钙的同时，不会导致磷缺乏或过量，从而维持钙磷代谢的动态平衡。

（3）钾

钾是人体重要的电解质，主要存在于细胞内液中，占人体总矿物质的

5%～8%。马奶中的钾含量为 581μg/g，钾在维持心脏正常节律、调节血压、促进神经传导和肌肉收缩等方面发挥关键作用。

钾通过调节细胞内外的渗透压平衡，维持心肌细胞的正常电生理特性。研究表明，每日摄入足够的钾（3500～4700mg）能够降低血压，减少心血管疾病的发生风险。马奶中的钾含量较高，能够有效补充日常饮食中钾的不足，尤其适合高血压和心血管疾病高危人群。

钾的摄入还能够通过拮抗钠的升压作用，减轻钠盐对心血管系统的不良影响。在现代饮食中，钠的过量摄入与钾的不足是导致高血压的重要因素之一。马奶作为一种天然的钾源，能够帮助平衡钠钾比例，改善心血管健康。

（4）铁

铁是人体必需的微量元素之一，参与血红蛋白的合成、氧气运输和细胞呼吸链中的电子传递。马奶中的铁含量为 2.43μg/g，显著高于牛乳（0.1～0.2μg/g）。这一特性使得马奶成为缺铁性贫血人群的理想营养补充品。

缺铁性贫血是全球最常见的营养缺乏症之一，尤其是在发展中国家的妇女和儿童中具有较高的发病率。马奶中的铁以血红素铁和非血红素铁两种形式存在，其中血红素铁的吸收率高达 15%～35%，远高于植物性铁源（如菠菜，吸收率仅为 2%～5%）。血红素铁的高吸收率归因于其能够绕过胃酸和肠道 pH 值的影响，直接被肠道吸收。

此外，马奶中的乳铁蛋白能够促进铁的吸收。乳铁蛋白通过螯合铁离子，形成可溶性复合物，从而增强铁的生物利用度。在发酵过程中，乳铁蛋白的活性进一步增强，使发酵马奶中的铁吸收率提高约 1.8 倍。这一特性为马奶在功能性食品开发中提供了独特的应用价值。

2. 马奶维生素组成的健康效益

马奶中的维生素组成同样展现出显著的健康优势，尤其是维生素 C、维生素 B_6 和维生素 E 的含量突出。这些维生素在抗氧化、免疫调节、神经系统保护等方面发挥重要作用。

（1）维生素 C

维生素 C（抗坏血酸）是一种水溶性维生素，具有强大的抗氧化能力和免疫调节功能。马奶中的维生素 C 含量显著高于牛乳，能够有效清除体内自由基，减少氧化应激损伤。

维生素 C 通过还原谷胱甘肽、维生素 E 等抗氧化物质，维持体内抗氧化系统的平衡。研究表明，维生素 C 能够抑制脂质过氧化反应，减少氧化型 LDL（低密度脂蛋白）的形成，从而降低动脉粥样硬化的风险。此外，维生素 C 还能够促进胶原蛋白的合成，增强血管壁的弹性，预防坏血病和血管脆弱性出血。

在免疫调节方面，维生素 C 能够增强白细胞的活性，促进抗体的生成，提高机体的抗感染能力。对于老年人和免疫力低下人群，维生素 C 的补充能够有效改善免疫功能，减少感染性疾病的发生。

（2）维生素 B_6

维生素 B_6 是一种水溶性维生素，参与体内多种代谢过程，包括蛋白质代谢、神经递质合成和糖原分解等。马奶中的维生素 B_6 含量突出，其在神经系统保护和代谢调节中发挥重要作用。

维生素 B_6 通过作为多种酶的辅因子，参与神经递质如多巴胺、血清素和 γ-氨基丁酸（GABA）的合成。这些神经递质在调节情绪、睡眠和认知功能中具有重要作用。研究表明，维生素 B_6 的缺乏可能导致抑郁症、焦虑症和认知功能下降等问题。

在代谢调节方面，维生素 B_6 能够促进糖原分解，为肌肉和大脑提供能量。对于运动员和高强度劳动者，维生素 B_6 的补充能够提高运动表现，加速肌肉恢复。此外，维生素 B_6 还能够降低同型半胱氨酸水平，减少心血管疾病的发生风险。

（3）维生素 E

维生素 E 是一组具有抗氧化功能的脂溶性维生素，主要包括生育酚和生育三烯酚。马奶中的维生素 E 以生育三烯酚为主，其抗氧化能力显著高于传统牛乳源中的维生素 E。

维生素 E 通过清除脂质自由基，抑制脂质过氧化反应，保护细胞膜免受氧化损伤。研究表明，维生素 E 能够减少氧化应激引起的 DNA 损伤，降低癌症和心血管疾病的发生风险。此外，维生素 E 还能够通过调节炎症反应，减轻慢性炎症性疾病（如类风湿性关节炎）的症状。

在皮肤健康方面，维生素 E 能够保护皮肤免受紫外线损伤，延缓皮肤衰老。马奶中的维生素 E 含量较高，使其在功能性护肤品开发中具有广阔的应用前景。

（4）其他

肌醇是一种水溶性化合物，结构与维生素 B 族相似，因此也被称为“维

生素 B_8”，它在体内参与多种生理过程，包括：通过调节胆固醇和甘油三酯水平以影响脂质代谢；改善胰岛素抵抗以调节胰岛素敏感性，可能对代谢综合征有益；参与神经递质合成以改善神经系统功能，与情绪调节、焦虑缓解相关；作为磷脂酰肌醇的前体，维持细胞结构和信号传导改善细胞膜健康。

马奶是少数富含肌醇的天然食物之一，其含量显著高于牛奶、羊奶等常见乳品。根据部分研究数据（不同品种、饲养条件可能影响结果），马奶中肌醇含量为100～200mg/L，而牛奶中仅10～20mg/L，差距可达10倍以上（表3-1）。这种差异可能与马的消化系统和乳汁合成机制有关，马奶的脂肪结构和营养成分本身也更接近人乳。

马奶中肌醇的潜在健康作用：①肌醇可能通过增强胰岛素敏感性，帮助调节血糖和血脂，对糖尿病前期、多囊卵巢综合征（PCOS）患者可能有辅助改善作用。②肌醇参与合成血清素和多巴胺等神经递质，可能缓解焦虑、抑郁情绪，改善睡眠质量。马奶中天然存在的肌醇结合其他营养成分（如色氨酸），可能产生协同效应。③肌醇具有一定抗氧化能力，可减少自由基损伤，同时可能调节炎症因子，对慢性炎症相关疾病（如心血管病、关节炎）有潜在预防作用。

表 3-1　乳品肌醇含量的对比

乳品类型	肌醇含量/(mg/L)
马奶	100～200
牛奶	10～20
羊奶	15～25
人乳	30～50

3. 马奶矿物质与维生素的协同作用与应用前景

马奶中的矿物质和维生素并非孤立存在，而是通过复杂的协同作用共同发挥健康效益。钙与磷的平衡能够促进骨骼健康；铁与维生素C的协同作用能够提高铁的吸收率；维生素E与维生素 B_6 的抗氧化和代谢调节功能能够增强机体的整体健康水平。

（1）骨骼健康的协同效应

钙、磷和维生素D是维持骨骼健康的三大关键营养素。马奶中的钙与磷比例接近人体骨骼中的天然比例，能够有效促进钙的吸收和利用。维生素D（虽然马奶中含量较低，但可通过紫外线照射合成）能够进一步增强钙的吸收，维持血钙水平的稳定。

在儿童和青少年时期，充足的钙和磷摄入能够促进骨骼发育，增加骨峰值；在成年期，钙和磷的补充能够维持骨密度，预防骨质疏松症的发生。马奶作为一种天然的钙磷源，能够为不同年龄段人群提供均衡的矿物质支持。

(2) 抗氧化与免疫调节的协同效应

维生素 C、维生素 E 和铁在抗氧化和免疫调节中发挥协同作用。维生素 C 和维生素 E 通过清除自由基，减少氧化应激损伤；铁通过参与免疫细胞的代谢过程，增强免疫功能。研究表明，维生素 C 能够通过再生维生素 E 的还原形式，持续发挥抗氧化作用。

在现代饮食中，抗氧化营养素的不足是导致慢性疾病的重要因素之一。马奶中丰富的抗氧化维生素和铁含量，能够有效补充日常饮食中的不足，增强机体的抗氧化能力和免疫功能。

(3) 功能性食品与营养补充剂的开发

马奶中独特的矿物质和维生素组成为其在功能性食品和营养补充剂开发中提供了广阔的应用前景。通过现代生物技术，马奶中的钙、铁、维生素 C 和维生素 E 等营养素可以被富集和提取，开发出具有特定健康功能的产品。

钙补充剂：利用超临界流体技术，从马奶中提取高纯度乳钙，开发出具有高生物利用度的钙补充剂，用于预防和治疗骨质疏松症。

铁强化食品：通过发酵工艺，提高马奶中铁的生物利用度，开发出适合缺铁性贫血人群的功能性食品。

抗氧化饮品：结合马奶中的维生素 C、维生素 E 和乳铁蛋白，开发出具有抗氧化和免疫调节功能的饮品，用于预防慢性疾病和增强免疫力。

婴幼儿配方食品：利用马奶中钙、磷、铁和维生素 B_6 的协同作用，开发出接近母乳的婴幼儿配方奶粉，满足婴幼儿的营养需求。

五、其他功能物质

1. 马奶活性成分的分子机制与健康效益

马奶作为一种天然功能性乳源，其独特的活性成分赋予其显著的抗菌、抗炎、免疫调节和神经调节功能。这些活性成分包括免疫球蛋白（Ig）、乳铁蛋白、溶菌酶、GABA（γ-氨基丁酸）和熊果酸，它们在维持人体健康和预防疾病方面展现出多重潜力。

（1）免疫球蛋白

免疫球蛋白是马奶中重要的免疫活性成分，其含量可达总蛋白质的15%～20%。Ig通过识别并结合病原体表面的抗原，形成抗原-抗体复合物，从而激活补体系统和吞噬细胞，清除病原体。与牛乳相比，马奶中的Ig具有更高的亲和力和更广的抗原识别谱，能够有效中和多种病原体，包括病毒、细菌和真菌。

研究表明，马奶中的Ig对轮状病毒和诺如病毒具有显著的中和作用，其半数抑制浓度（IC_{50}）分别为0.12mg/mL和0.18mg/mL。这种天然的抗病毒特性使其在预防婴幼儿病毒性腹泻方面具有重要应用价值。此外，Ig还能够通过Fc受体介导的信号传导，增强肠道黏膜免疫系统的活性，促进免疫耐受的建立，尤其适合过敏体质人群和免疫力低下人群。

（2）乳铁蛋白

乳铁蛋白是一种具有抗菌、抗病毒和免疫调节功能的糖蛋白，其在马奶中的含量为200～300mg/L。乳铁蛋白通过螯合铁离子，抑制病原菌的生长，同时调节宿主细胞的免疫反应。铁是许多病原菌生长所必需的微量元素，乳铁蛋白通过竞争性结合铁离子，形成难溶性的铁-乳铁蛋白复合物，从而剥夺病原菌的铁供应。

实验表明，马奶中的乳铁蛋白对大肠杆菌O157：H7和金黄色葡萄球菌的抑制率分别达到82%和76%，且在模拟胃酸环境（pH 2.0）中仍能保持70%以上的活性。此外，乳铁蛋白还能够通过调节NF-κB信号通路，抑制炎症因子如IL-6和TNF-α的表达，展现出显著的抗炎作用。在临床应用中，乳铁蛋白被用于治疗急性肠胃炎、新生儿败血症和慢性炎症性疾病。

（3）溶菌酶

溶菌酶是一种能够水解细菌细胞壁β-1,4糖苷键的酶类，其在马奶中的活性单位可达150～200U/mL。溶菌酶通过破坏细菌细胞壁的肽聚糖结构，导致细菌细胞壁破裂，从而实现抗菌作用。其抗菌谱广泛，包括革兰氏阳性菌和部分革兰氏阴性菌。

研究发现，马奶中的溶菌酶对肺炎链球菌和流感嗜血杆菌的最小抑菌浓度（MIC）分别为0.05mg/mL和0.08mg/mL。溶菌酶的抗菌作用不仅能够预防呼吸道感染，还能通过调节肠道菌群结构，增强肠道屏障功能。在发酵过程中，溶菌酶的酶活保留率高达92%，这使得发酵马奶在功能性食品开发中具有重要价值。

(4) GABA（γ-氨基丁酸）

GABA 是中枢神经系统的主要抑制性神经递质，其在马奶中的含量可通过发酵过程显著增加。GABA 通过激活 GABA _ A 和 GABA _ B 受体，抑制神经元的过度兴奋，从而发挥镇静、降血压和改善睡眠质量的作用。

研究发现，发酵马奶中的 GABA 含量可达 120～180mg/L，其降血压效果在动物实验中得到验证。连续饮用发酵马奶 8 周后，自发性高血压大鼠的收缩压和舒张压分别下降 18mmHg 和 12mmHg。此外，GABA 还能够通过调节自主神经系统，改善睡眠质量，减少焦虑和抑郁症状。在功能性食品领域，GABA 被广泛用于开发具有镇静和降血压功能的饮品。

(5) 熊果酸

熊果酸通过清除自由基、抑制脂质过氧化和调节抗氧化酶活性，展现出强大的抗氧化能力。其氧自由基吸收能力（ORAC 值）可达 1200～1500μmol TE/g，显著高于传统抗氧化剂如维生素 C 和维生素 E。

实验表明，熊果酸能够有效抑制紫外线 B（UVB）引起的皮肤光老化，减少胶原蛋白的降解，从而延缓皮肤衰老。此外，熊果酸还能够通过激活 Nrf2 信号通路，增强机体的抗氧化防御系统，预防氧化应激相关的慢性疾病如心血管疾病和癌症。在化妆品领域，熊果酸被用于制备具有美白和抗衰老功能的护肤品。

2. β-乳球蛋白的结构优势与应用潜力

马奶的低致敏性特性是其在特殊人群营养支持中的重要优势。与牛乳相比，马奶中的 β-乳球蛋白结构存在显著差异，这种差异显著降低了其致敏性，使其成为过敏体质人群的理想乳源。

(1) β-乳球蛋白的结构差异与致敏性降低机制

β-乳球蛋白是乳清蛋白的主要成分，其三维结构决定了其致敏性。牛乳中的 β-乳球蛋白具有较高的疏水性和较多的二硫键，使其在胃肠道中难以被完全消化，从而成为主要的过敏原之一。而马奶中的 β-乳球蛋白在氨基酸序列和二级结构上存在显著差异，其疏水性较低，且二硫键分布不同，这使得其在胃肠道中更容易被蛋白酶分解为小分子肽段，从而显著降低其致敏性。

研究表明，马奶中 β-乳球蛋白的免疫球蛋白 E（IgE）结合能力仅为牛乳的 12%～18%，这表明其致敏性显著降低。对于婴幼儿而言，乳蛋白过敏是常见的食物过敏类型之一，马奶的低致敏性特性能够有效减少过敏反应的发生概率，为过敏体质婴幼儿提供了更为安全的营养支持。

（2）低致敏性在婴幼儿配方食品中的应用

马奶的低致敏性特性使其在婴幼儿配方食品开发中具有独特优势。传统牛乳基婴幼儿配方奶粉中，β-乳球蛋白是主要过敏原，导致2%～7.5%的婴幼儿出现乳蛋白过敏症状，如湿疹、腹泻和呕吐。而马奶基配方奶粉能够显著降低过敏反应的发生率，为过敏体质婴幼儿提供更为安全的营养选择。

临床试验表明，使用马奶基配方奶粉的婴幼儿在6个月内的湿疹发生率仅为3.2%，显著低于牛乳基配方奶粉组的18.5%。此外，马奶中的免疫球蛋白和乳铁蛋白能够增强婴幼儿的免疫功能，促进肠道菌群的健康发展，为婴幼儿提供全面的营养支持。

3. 活性成分与低致敏性的协同作用与应用前景

马奶中的活性成分与低致敏性特性并非孤立存在，而是通过复杂的协同作用共同发挥健康效益。免疫球蛋白与乳铁蛋白的协同作用能够增强免疫功能；GABA与抗氧化肽的协同作用能够改善神经功能和延缓衰老；低致敏性特性则为特殊人群提供了更为安全的营养选择。

（1）免疫功能的协同增强

免疫球蛋白G（IgG）和乳铁蛋白在马奶中共同发挥免疫调节作用。IgG通过识别并中和病原体，乳铁蛋白通过螯合铁离子抑制病原菌生长，两者协同作用能够显著增强肠道黏膜免疫系统的活性。实验表明，马奶中的IgG和乳铁蛋白联合作用对大肠杆菌O157：H7的抑制率可达92%，显著高于单一成分的作用效果。

在婴幼儿配方食品中，这种协同作用能够有效预防肠道感染，促进免疫系统的发育。对于免疫力低下人群，如老年人和慢性病患者，马奶中的免疫活性成分能够增强机体的抗感染能力，改善整体健康状况。

（2）神经调节与抗衰老的协同效应

GABA和熊果酸在马奶中共同发挥神经调节和抗衰老作用。GABA通过抑制神经元的过度兴奋，改善睡眠质量和缓解焦虑；熊果酸通过清除自由基，延缓皮肤衰老和预防慢性疾病。研究表明，连续饮用发酵马奶12周后，受试者的睡眠质量评分提高28%，皮肤弹性增加15%，血清中超氧化物歧化酶（SOD）活性提高32%。

在功能性食品开发中，这种协同效应为开发具有多重健康功能的饮品提供了可能性。通过优化发酵工艺，可以进一步富集GABA和抗氧化物质，开发出具有镇静、降血压和抗衰老功能的新型功能性食品。

（3）低致敏性与免疫调节的双重优势

马奶的低致敏性特性与免疫调节功能相结合，使其在特殊人群营养支持中具有独特优势。对于过敏体质的婴幼儿，马奶不仅能够减少过敏反应，还能通过免疫球蛋白和乳铁蛋白的作用，增强免疫功能，促进肠道健康。在临床应用中，马奶基配方奶粉能够有效缓解婴幼儿的过敏症状，同时改善其免疫状态。

第二节　马奶的理化性质

马奶的理化性质特点十分鲜明。在物理性质上，马奶密度接近水，黏度显著低于牛乳，具有低黏度高流动性，这有利于加工过程中的快速混合与灌装。其pH值在鲜奶状态下为6.5～7.0，发酵后会降至3.5～4.5，这种酸性环境能够有效抑制有害菌的生长。在化学性质方面，马奶的发酵特性表现为乳酸菌与酵母共生发酵，产生乳酸和乙醇，形成独特的酸甜风味，同时挥发性物质以酯类、醛类为主，赋予其果香与清新感。然而，马奶中的乳清蛋白如β-乳球蛋白对高温较为敏感，因此在巴氏杀菌过程中需要严格控温在70～75℃/40min，以避免蛋白质变性。在稳定性与品质控制上，近红外光谱（NIR）和GC-IMS（气相色谱-离子迁移谱）等快速检测技术被广泛应用于马奶的成分分析和风味物质识别，而通过危害分析及关键控制点（HACCP）体系控制挤奶卫生、发酵温度等关键环节，则能确保马奶中乳酸菌数量≥1×10^7CFU/mL，酸度在90～220°T之间，从而保证产品的品质稳定。

一、马奶的物理性质

1. 马奶的密度特性

马奶的密度范围为1.030～1.034g/cm^3（20℃），这一数值显著高于水的密度（1.000g/cm^3），这主要归因于其较高的乳糖含量（6%～7%）和矿物质含量（如钙、铁）。

（1）密度的测量与影响因素

密度是单位体积内物质的质量，通常通过密度计或振动式密度仪进行测量。马奶密度的精确测定对于乳品加工和质量控制具有重要意义。研究表明，马奶的密度受多种因素影响，包括乳糖含量、蛋白质浓度、脂肪含量和矿物质组成。乳糖是马奶中含量最高的固体成分，其浓度变化对密度的影响尤为显著。蛋白质和脂肪的含量变化也会对密度产生一定影响，但其贡献相对较小。

（2）与其他乳源的比较

与牛乳相比，马奶的密度略高，这主要归因于其较高的乳糖含量（6%～7%）和矿物质含量（如钙、铁）。牛乳的密度范围为 1.028～1.033g/cm^3，而羊乳的密度范围为 1.029～1.035g/cm^3。这种密度差异使得马奶在加工过程中具有独特的流变特性，例如在离心分离和均质化过程中表现出更高的稳定性。

（3）马奶密度的实际应用

马奶的密度特性在乳品加工和储存中具有重要应用价值。高密度意味着马奶中含有更多的溶解物质，这有助于提高产品的营养价值和稳定性。在发酵过程中，高密度的马奶能够更好地支持微生物的生长和代谢活动，从而提高发酵效率和产品质量。此外，密度的精确控制对于乳品的标准化和质量检测也至关重要。

2. 马奶的黏度特性

马奶的黏度显著低于牛乳，这使得其流动性更好，更易于加工和储存。黏度是液体抵抗流动的能力，通常通过旋转黏度计或毛细管黏度计进行测量。马奶的低黏度特性主要归因于其较低的脂肪含量（0.65～2.5g/100g）和独特的蛋白质组成。

（1）黏度的测量与影响因素

黏度的测量通常在恒定温度下进行，以确保结果的准确性。研究表明，马奶的黏度受温度、脂肪含量和蛋白质浓度的影响。温度升高会导致黏度降低，因为分子运动加剧，液体更容易流动。脂肪含量的增加会提高黏度，而蛋白质浓度的变化对黏度的影响相对较小。

（2）流变行为与加工优势

马奶的流变行为表现为牛顿流体特性，即其黏度与剪切速率无关。这种特性使得马奶在加工过程中更容易混合、灌装和运输。低黏度的马奶在管道输送中所需的泵送功率较低，从而降低了能源消耗和生产成本。此外，低黏度还使得马奶在发酵过程中更容易与微生物充分接触，提高发酵效率。

3. 马奶的 pH 值特性

马奶的鲜奶 pH 值为 6.5～7.0，略高于中性，这为其微生物生长提供了适宜的环境。发酵后，pH 值显著下降至 3.5～4.5，这一变化是由于乳酸菌将乳糖转化为乳酸的结果。pH 值的变化不仅影响马奶的风味和质地，还对其抗菌性和稳定性产生重要影响。

（1）pH 值的测量与影响因素

pH 值是溶液中氢离子浓度的负对数，通常通过 pH 计进行测量。马奶的初始 pH 值受乳糖含量、缓冲能力和微生物污染程度的影响。乳糖是发酵过程中乳酸菌的主要底物，其含量越高，发酵后 pH 值下降越显著。缓冲能力则决定了马奶抵抗 pH 值变化的能力，通常由蛋白质和矿物质组成决定。

（2）发酵过程中的 pH 值变化

在发酵过程中，乳酸菌通过糖酵解途径将乳糖转化为乳酸，导致 pH 值逐渐下降。研究表明，发酵 48h 后，马奶的 pH 值通常降至 3.8～4.2，这为其提供了良好的抗菌环境。低 pH 值能够抑制有害菌的生长，同时促进有益菌的增殖，从而提高产品的安全性和稳定性。

（3）pH 值的实际应用

发酵后低 pH 值的马奶具有更好的抗菌性和货架期。低 pH 值能够延长产品的保质期，减少防腐剂的使用，从而提高产品的天然性和安全性。此外，低 pH 值还能够改善马奶的风味和质地，使其更加细腻和顺滑，提升消费者的接受度。

4. 马奶的色泽特性

马奶的色泽通常为乳白色或淡黄色，这与其脂肪含量和类胡萝卜素含量有关。发酵后，马奶的质地变得更加细腻，色泽也更加均匀。色泽是影响消费者购买决策的重要因素之一，因此在乳品加工中具有重要意义。

（1）色泽的测量与影响因素

色泽通常通过分光光度计或色差仪进行测量，主要参数包括亮度（L^*）、红度（a^*）和黄度（b^*）。马奶的色泽受脂肪含量、类胡萝卜素含量和加工工艺的影响。脂肪含量越高，色泽越接近乳白色；类胡萝卜素含量越高，色泽越偏向淡黄色。

(2) 发酵对色泽的影响

发酵过程中，乳酸菌的代谢活动和脂肪的水解作用会对马奶的色泽产生一定影响。研究表明，发酵后马奶的亮度（L^*）略有下降，红度（a^*）和黄度（b^*）略有增加，这使其色泽更加均匀和细腻。这种变化主要归因于发酵过程中脂肪球的破裂和类胡萝卜素的释放。

(3) 色泽的实际应用

色泽是消费者评价乳品质量的重要感官指标之一。乳白色或淡黄色的马奶通常被认为更加新鲜和天然。在加工过程中，通过控制发酵条件和添加天然色素，可以进一步优化马奶的色泽，提高产品的市场竞争力。此外，色泽的均匀性和细腻度也能够提升消费者的饮用体验。

5. 马奶物理性质的综合应用与未来研究方向

马奶的密度、黏度、pH 值和色泽等物理性质不仅决定了其加工和储存特性，还影响其感官品质和市场竞争力。通过优化这些物理性质，可以开发出具有更高附加值的马奶产品。

(1) 功能性食品开发

利用马奶的低黏度和高密度特性，可以开发出易于混合和灌装的功能性饮品。例如，通过添加益生菌和功能性成分（如 GABA 和抗氧化肽），可以制备出具有镇静、降血压和抗衰老功能的发酵马奶饮品。

(2) 乳品加工工艺优化

通过精确控制马奶的密度和黏度，可以优化乳品加工工艺，提高生产效率和产品质量。例如，在均质化过程中，通过调整压力和温度，可以进一步改善马奶的流变特性和稳定性。

(3) 感官品质提升

通过控制发酵条件和添加天然色素，可以优化马奶的色泽和质地，提升其感官品质和消费者接受度。例如，通过添加 β-胡萝卜素，可以使马奶的色泽更加接近消费者偏好的淡黄色。

二、马奶的化学性质

1. 乳糖与酸度的化学特性

乳糖是马奶中最重要的碳水化合物，不仅为微生物发酵提供底物，还对马奶的风味、质地和营养特性产生重要影响。

(1) 乳糖的化学结构与功能

乳糖是一种双糖，由葡萄糖和半乳糖通过 β-1,4 糖苷键连接而成。其高含量使得马奶在发酵过程中能够产生丰富的代谢产物，如乳酸和乙醇，从而显著改变马奶的酸度和风味。

(2) 发酵过程中乳糖的变化

在发酵过程中，乳酸菌通过糖酵解途径将乳糖转化为乳酸，导致乳糖含量显著降低（降至 2.69%以下），同时酸度显著升高（达 90～220°T）。这一过程不仅改善了马奶的风味和质地，还增强了其抗菌性和稳定性。

(3) 酸度的变化及其意义

鲜马奶的酸度通常为≤10°T，发酵后酸度可升至 90～220°T。酸度的测量通常通过滴定法进行，表示中和 100mL 乳液所需 0.1mol/L NaOH 的毫升数。发酵后酸度的升高表明乳酸菌的活性和发酵效率，同时也为马奶提供了良好的抗菌环境，延长了产品的保质期。

2. 乙醇与挥发性风味物质的生成机制

马奶在发酵过程中不仅产生乳酸，还会生成一定量的乙醇（0.5%～3%，体积分数）和挥发性风味物质，如酯类（丁酸乙酯）和醛类。这些物质对马奶的风味和感官特性具有重要影响。

(1) 乙醇的生成与作用

乙醇是发酵过程中酵母菌代谢乳糖的产物之一。其含量具体取决于发酵条件和菌株特性。乙醇不仅赋予马奶独特的酒香风味，还具有一定的抗菌作用，能够抑制有害菌的生长，从而提高产品的安全性。

(2) 挥发性风味物质的生成与作用

挥发性风味物质主要包括酯类（如丁酸乙酯）和醛类（如乙醛）。丁酸乙酯具有水果香气，能够显著提升马奶的风味品质；乙醛则具有轻微的青草香气，能够增强产品的清新感。这些挥发性物质的生成与发酵过程中微生物的代谢活动密切相关。

挥发性风味物质不仅改善了马奶的风味，还增强了其市场竞争力。通过优化发酵条件，可以进一步富集这些风味物质，开发出具有独特风味的发酵马奶产品。例如，通过添加特定的酵母菌株和 β-葡萄糖苷酶，可以显著提高丁酸乙酯的含量，从而提升产品的香气强度。

3. 乳糖与酸度的协同作用

乳糖与酸度的变化在马奶的加工和储存中具有重要意义。发酵过程中乳糖和酸度的协同作用不仅改善了风味和质地，还增强了抗菌性和稳定性。

（1）乳糖降低的健康意义

发酵后乳糖含量的降低（降至2.69%以下）使得发酵马奶成为乳糖不耐受人群的理想选择。乳糖不耐受是由于乳糖酶缺乏导致乳糖无法完全消化，从而引起腹胀、腹泻等症状。发酵马奶中的乳糖含量显著降低，能够有效缓解乳糖不耐受症状，同时保留了马奶的营养价值。

（2）酸度升高的抗菌作用

发酵后酸度的升高（达90～220°T）为马奶提供了良好的抗菌环境，能够抑制有害菌的生长，延长产品的保质期。研究表明，低pH值能够显著抑制大肠杆菌、沙门氏菌等病原菌的生长，从而提高产品的安全性。

4. 马奶化学性质的综合应用与未来研究方向

马奶的乳糖、酸度、乙醇和挥发性风味物质等化学性质不仅决定了其加工和储存特性，还影响其感官品质和市场竞争力。通过优化这些化学性质，可以开发出具有更高附加值的马奶产品。

（1）功能性食品开发

利用马奶的低乳糖和高酸度特性，可以开发出适合乳糖不耐受人群的功能性饮品。例如，通过添加益生菌和功能性成分（如GABA和抗氧化肽），可以制备出具有镇静、降血压和抗衰老功能的发酵马奶饮品。

（2）乳品加工工艺优化

通过精确控制发酵条件，可以优化乳品加工工艺，提高生产效率和产品质量。例如，通过调整发酵时间和温度，可以进一步改善马奶的风味和质地，提高产品的感官品质。

（3）感官品质提升

通过优化发酵条件和添加天然风味物质，可以进一步提升马奶的感官品质，提高消费者的接受度。例如，通过添加β-胡萝卜素和香草醛，可以使马奶的色泽更加均匀，香气更加浓郁。

三、马乳与其他乳的对比分析

1. 基本化学成分对比

从基本化学成分来看，马乳与牛乳、羊乳、驼乳、驴乳和母乳存在显著差异。马乳的蛋白质含量在六种乳中居中，极显著高于驴乳和母乳，但极显著低于山羊乳、驼乳和牛乳。这表明马乳的蛋白质含量相对较低，有助于减轻婴幼儿肾脏负担，对于婴幼儿配方奶粉的开发具有一定的优势。脂肪含量方面，马乳的脂肪含量极显著低于除驴乳以外的其他乳，这可能对需要控制热量摄入的人群具有吸引力。乳糖含量上，马乳显著高于牛乳、驼乳和羊乳，但低于母乳，与驴乳差异不显著。较高的乳糖含量有助于刺激肠道钙吸收，预防骨质疏松。灰分含量方面，马乳极显著高于母乳，但极显著低于牛乳、羊乳和驼乳，与驴乳差异不显著。水分含量上，马乳极显著高于除驴乳以外的其他乳。非脂乳固体含量，马乳显著低于驼乳，显著高于山羊乳，与牛乳和驴乳差异不显著。总固形物含量，马乳显著高于驴乳，但极显著低于驼乳、山羊乳、牛乳和母乳。总体而言，马乳在基本化学成分上呈现出与母乳和驴乳较高的相似性，与驼乳、山羊乳和牛乳差异较大。

2. 氨基酸组成对比

在氨基酸组成方面，马乳的必需氨基酸（EAA）和非必需氨基酸（NEAA）总量均极显著低于山羊乳、驼乳和牛乳，但极显著高于母乳和驴乳。马乳中亮氨酸（Leu）含量较高，极显著高于母乳和驴乳，但低于驼乳、山羊乳和牛乳。色氨酸（Try）含量最低，极显著低于山羊乳、驼乳和牛乳，显著低于母乳。谷氨酸（Glu）是非必需氨基酸中含量最高的氨基酸，马乳的 Glu 含量极显著高于母乳，但低于山羊乳、驼乳和牛乳。半胱氨酸（Cys）是非必需氨基酸中含量最低的氨基酸，马乳的 Cys 含量极显著高于山羊乳、驼乳、驴乳和牛乳，但显著低于母乳。马乳的氨基酸组成接近母乳，其中苏氨酸（Thr）、酪氨酸（Tyr）、蛋氨酸（Met）和色氨酸（Try）与母乳相近。马乳的必需氨基酸与总氨基酸的比值（EAA/TAA）和必需氨基酸与非必需氨基酸的比值（EAA/NEAA）均与母乳相近，这为婴幼儿特色乳制品的开发提供了重要参考依据。

3. 脂肪酸组成对比

在脂肪酸组成方面，马乳的饱和脂肪酸（SFA）总量极显著低于山羊乳、牛乳、驴乳、驼乳和母乳。单不饱和脂肪酸（MUFA）总量较低，极显著低于母乳、驼乳、驴乳、山羊乳和牛乳。然而，马乳的多不饱和脂肪酸（PUFA）含量在六种乳中最高，显著高于母乳，极显著高于驴乳、驼乳、牛乳和山羊乳。马乳中 α-亚麻酸含量最高，极显著高于其他乳。脂肪酸比例上，马乳的 SFA∶MUFA∶PUFA 为 1.25∶1∶1.37，与母乳接近，适合作为婴幼儿的营养补充食品。

4. 维生素含量对比

在维生素含量方面，马乳的脂溶性维生素 E 含量较丰富，但极显著低于母乳、山羊乳、牛乳和驼乳。马乳的水溶性维生素总量极显著高于驴乳、母乳、山羊乳和牛乳，但极显著低于驼乳。马乳的维生素 C 含量很高，在六种乳中仅次于驼乳，是母乳的 2.26 倍。泛酸含量在水溶性维生素中居第二位，马乳的泛酸含量极显著高于驼乳和母乳，与驴乳相近。其他水溶性维生素如烟酸、维生素 B_1、维生素 B_6、维生素 B_2 和维生素 B_{12} 在马乳中的浓度普遍较低。马乳的水溶性维生素丰富度高于母乳，但脂溶性维生素丰富度低于母乳。

5. 矿物质含量对比

在矿物质含量方面，马乳的钙含量极显著高于母乳，与驴乳差异不显著，但极显著低于山羊乳、驼乳和牛乳。镁含量与牛乳、驴乳差异不显著，极显著高于母乳，但极显著低于山羊乳和驼乳。钙磷比（Ca/P）上，马乳的均值为 1.81∶1，与母乳的 2.03∶1 最为接近，而驼乳、牛乳和山羊乳的钙磷比均低于马乳。适宜的钙磷比有助于钙和磷的吸收，并维持正常的生理功能，这表明马乳在为婴幼儿提供适宜的钙磷比方面具有一定的优势。

四、马奶的质量检测

马奶作为一种独特的乳源，因其丰富的营养价值和功能特性，逐渐受到全球消费者的关注。然而，马奶的质量检测是确保其安全性和营养价值的关键环节。本文将从检测技术、标准规范及其应用等方面，全面解析马奶质量检测的重要性及其实施方法。

1. 马奶质量检测的现状与挑战

（1）市场需求与质量要求

随着消费者对天然、营养、低致敏性食品需求的持续增长，马奶及其衍生制品的市场需求也在不断扩大。然而，马奶的生产和加工过程面临着诸多挑战，包括微生物污染、成分波动和加工工艺的标准化等问题。因此，建立科学、高效的马奶质量检测体系显得尤为重要。

（2）检测技术的发展趋势

近年来，随着分析技术的不断进步，马奶质量检测技术也得到了显著发展。从传统的化学分析方法到现代的仪器分析技术，检测手段日益多样化和高效化。这些技术不仅提高了检测的准确性和灵敏度，还缩短了检测时间，为马奶的快速质量控制提供了可能。

2. 马奶质量检测技术

（1）微生物检测技术

BD BACTEC™ FX系统是一种基于放射性同位素检测的微生物培养系统。其核心原理是利用微生物代谢产生的二氧化碳与放射性标记的碳酸盐反应，释放出放射性气体，通过检测放射性强度来判断样本中是否存在微生物。该系统具有高灵敏度和快速检测的特点，能够在短时间内（通常为24～48h）完成微生物的检测与鉴定。其自动化程度高，减少了人为操作误差，适用于大规模生产中的微生物质量控制。

在马奶生产中，BD BACTEC™ FX系统被广泛应用于检测乳酸菌、大肠杆菌和金黄色葡萄球菌等关键微生物。研究表明，该系统对乳酸菌的检测灵敏度可达 1×10^3CFU/mL，显著高于传统平板计数法。

除BD BACTEC™ FX系统外，其他微生物检测方法还包括传统平板计数法与流式细胞术。传统平板计数法是通过将稀释后的马奶样本涂布在选择性培养基上，培养后计数菌落形成单位（CFU）。该方法虽然操作简单，但耗时较长（通常需要48～72h），且对操作人员的技术要求较高。流式细胞术是利用激光诱导荧光标记的微生物产生散射光和荧光信号，快速计数和分类微生物。该技术具有高通量和快速检测的特点，适用于复杂样本的微生物分析。

（2）成分检测技术

近红外光谱（NIRS）是一种基于分子振动光谱的分析技术。其核心原理是利用样品对近红外光的吸收特性，通过光谱数据与已知成分含量的标准曲线进行比较，快速预测样品中的蛋白质、脂肪、乳糖等成分含量。NIRS具有快速、无损、多组分同时检测的特点，能够在1～2min内完成样品的成分分析。其便携性和易操作性使其适用于现场检测和实时监控。在马奶生产中，NIRS被广泛应用于检测蛋白质和脂肪含量。研究表明，NIRS对蛋白质含量的预测精度可达98%以上，对脂肪含量的预测精度可达97%以上。

气相色谱-离子迁移谱（GC-IMS）是一种结合气相色谱和离子迁移谱的分析技术。其核心原理是利用气相色谱对挥发性成分进行分离，再通过离子迁移谱对分离后的成分进行检测和鉴定。该技术特别适用于复杂样品中挥发性成分的分析。GC-IMS 具有高分离效率和高灵敏度的特点，能够在短时间内（通常为 30min 内）完成复杂样品的分析。其数据库丰富，能够鉴定出多种挥发性成分，适用于马奶中风味物质的分析。在马奶风味研究中，GC-IMS 被用于检测挥发性成分如丁酸乙酯和乙醛。研究表明，GC-IMS 能够检测出马奶中 20 多种挥发性成分，为马奶风味品质的提升提供了科学依据。

3. 马奶质量标准规范及其实施

（1）成分标准

① 蛋白质含量

标准要求：马奶中蛋白质含量应≥1.6g/100g。

检测方法：蛋白质含量的检测通常采用凯氏定氮法或近红外光谱法。凯氏定氮法是通过测定样品中的总氮量，结合蛋白质的氮含量换算系数（通常为 6.38），计算出蛋白质含量。近红外光谱法则通过光谱数据与标准曲线进行比较，快速预测蛋白质含量。

实际应用：在马奶生产中，蛋白质含量的检测是确保产品营养价值的重要环节。通过定期检测，可以及时调整饲料配方和生产工艺，确保蛋白质含量符合标准要求。

② 脂肪含量

标准要求：马奶中脂肪含量应≥1.35g/100g。

检测方法：脂肪含量的检测通常采用索氏提取法或近红外光谱法。索氏提取法是通过有机溶剂提取样品中的脂肪，再通过重量法测定脂肪含量。近红外光谱法则通过光谱数据与标准曲线进行比较，快速预测脂肪含量。

实际应用：脂肪含量的检测对于控制马奶的口感和稳定性具有重要意义。通过优化饲料配方和挤奶工艺，可以提高脂肪含量，满足消费者对口感的需求。

③ 乳酸菌含量

标准要求：马奶中乳酸菌含量应≥1×10^7CFU/mL。

检测方法：乳酸菌含量的检测通常采用平板计数法或 BD BACTEC™ FX 系统。平板计数法是通过将稀释后的样品涂布在选择性培养基上，培养后计数菌落形成单位（CFU）。BD BACTEC™ FX 系统则通过放射性同位素检测微生物代谢产生的二氧化碳。

实际应用：乳酸菌含量的检测是确保发酵马奶产品质量和安全性的关键环节。通过定期检测，可以及时调整发酵工艺，确保乳酸菌含量符合标准要求。

(2) HACCP 体系在马奶生产中的应用

① HACCP 体系概述

原理与应用：HACCP（危害分析和关键控制点）体系是一种预防性的食品安全管理体系。其核心原理是通过对食品生产过程中的潜在危害进行分析，确定关键控制点，并采取相应的控制措施，确保产品的安全性和质量。

实施步骤：HACCP 体系的实施包括危害分析、确定关键控制点、制定关键限值、建立监控系统、采取纠正措施和验证程序等步骤。

② 巴氏杀菌的关键控制

工艺参数：巴氏杀菌是马奶生产中的关键环节，通常采用 70～75℃/40min 的工艺参数。该工艺能够有效杀灭马奶中的有害微生物，同时保留其营养成分和风味。

监控与验证：在巴氏杀菌过程中，需要对温度和时间进行实时监控，并记录相关数据。定期对杀菌后的马奶进行微生物检测，验证杀菌效果。研究表明，采用 70～75℃/40min 的巴氏杀菌工艺，马奶中的大肠杆菌和金黄色葡萄球菌的杀灭率可达 99.9%以上。

4. 马奶质量检测技术的综合应用与未来研究方向

(1) 综合应用

① 质量控制与安全保障

通过微生物检测技术，确保马奶中乳酸菌含量符合标准要求，同时排除有害菌的污染。

通过成分检测技术，实时监控马奶中的蛋白质、脂肪和乳糖含量，确保产品营养价值和口感。

通过 HACCP 体系，对生产过程中的关键环节进行严格控制，确保产品的安全性和稳定性。

② 功能性食品开发

利用近红外光谱技术，快速检测马奶中的功能性成分（如 GABA 和抗氧化肽），为功能性食品开发提供数据支持。

通过优化发酵工艺，提高马奶中益生菌和功能性成分的含量，开发出具有多重健康功能的新型乳制品。

（2）未来研究方向

① 多技术联用

探索微生物检测技术与成分检测技术的联用，开发出能够同时检测微生物和成分的综合检测平台，提高检测效率和准确性。

结合近红外光谱和气相色谱-离子迁移谱技术，建立马奶成分的多维度分析方法，为马奶质量控制提供更全面的数据支持。

② 智能化检测

利用人工智能和机器学习技术，开发基于光谱数据的智能检测系统，实现马奶质量的快速、自动化检测。

结合物联网技术，建立马奶生产的实时监控系统，实现从原料到成品的全程质量追溯。

③ 绿色检测技术

探索利用绿色化学技术，开发低能耗、无污染的马奶检测方法，减少检测过程中的环境影响。

研究基于生物传感器的检测技术，开发便携式、现场快速检测设备，提高检测的便捷性和实用性。

第四章

马奶产品生产制造

马奶产品因其独特的营养价值和多样的健康益处，在传统与现代市场上都展现出显著的潜力。酸马奶是一种历史悠久的传统饮品，尤其在中亚和蒙古地区文化中占据重要地位。它通过乳酸菌和酵母菌的共生发酵制成，富含益生菌、乳酸等活性成分，这些成分赋予酸马奶抗炎、调节肠道菌群和增强免疫力等多种功能。现代研究表明，酸马奶中的益生菌能够有效改善肠道健康，增强免疫功能，对慢性疾病具有预防和辅助治疗作用。此外，酸马奶的低乳糖含量使其成为乳糖不耐受人群的理想选择，进一步扩大了其消费群体。

马奶粉则凭借其低致敏性和高溶解性，在婴幼儿配方奶粉和特殊膳食领域具有重要应用价值。马奶中的β-乳球蛋白含量极低，使其成为牛奶蛋白过敏人群的理想替代品。同时，马奶粉在生产过程中采用喷雾干燥技术，使其具有良好的溶解性和流动性，为消费者提供了极大的便利性。其丰富的营养成分和独特的特性，使其在食品工业和医药保健品领域具有广泛的应用前景。

马奶酒作为一种传统的酒精饮品，不仅具有独特的风味，还富含多种保健成分，如抗氧化肽和GABA，具有抗氧化、镇静和降血压等生理功能。其发酵过程产生的多种风味物质，如2,3-丁二酮和乙酸异戊酯，赋予马奶酒丰富的口感和香气。马奶酒的市场逐渐扩大，尤其在内蒙古等地区，其文化价值和健康特性吸引了广泛的消费群体。

马奶产品因其丰富的营养、多样的健康益处和独特的风味，在全球市场上具有较大的发展潜力。随着消费者对天然、营养、功能性食品需求的持续增长，马奶产品的应用和开发前景将更加广阔。

第一节 酸马奶

一、产品介绍

酸马奶是一种历史悠久的传统发酵乳制品，起源于中亚及蒙古地区。这种独特的饮品在游牧民族的饮食文化中占据着举足轻重的地位，不仅是他们日常饮食的重要组成部分，还在社交活动和传统医学中发挥着重要作用。酸马奶以其独特的风味和丰富的营养价值而闻名，其制作过程涉及乳酸菌和酵母菌的共生发酵，这种发酵方式赋予了酸马奶独特的口感和保健功能。

在中亚和蒙古地区，酸马奶不仅是解渴的饮品，更是文化的象征。它在各种庆典、仪式和日常生活中被广泛饮用。传统的酸马奶制作方法代代相传，体现了游牧民族对自然资源的智慧利用和对发酵技术的深刻理解。随着现代科学对发酵食品保健功能的不断研究，酸马奶逐渐受到全球健康食品市场的关注，成为一种备受瞩目的功能性食品。

酸马奶的营养价值和健康功能是其受欢迎的关键因素。它富含多种活性成分，包括乳酸、益生菌和抗氧化肽等，这些成分共同作用，赋予酸马奶抗炎、调节肠道菌群和增强免疫力等多种健康益处。现代研究表明，酸马奶中的益生菌能够改善肠道健康，增强免疫功能，甚至对某些慢性疾病具有预防和辅助治疗作用。

二、生产工艺

1. 原料选择

酸马奶的生产始于对原料马乳的精心选择。马乳的品质直接影响最终产品的风味、质地和营养价值。在中亚和蒙古地区，不同品种的马所产的乳在成分和特性上存在差异，因此选择适宜的马乳品种是生产优质酸马奶的第一步。

马乳具有较高的乳糖含量和适量的蛋白质，为发酵过程提供了丰富的底物。乳糖是发酵过程中乳酸菌和酵母菌的主要能量来源，其含量的高低直接影响发酵效率和最终产品的酸度。蛋白质则在发酵过程中被分解为游离氨基酸，这些氨基酸不仅赋予酸马奶独特的风味，还增强了其营养价值。

在选择原料时，还需考虑马的饲养条件和健康状况。健康的马匹和良好的饲养环境能够确保马乳的卫生质量和营养成分。此外，季节变化也会影响马乳的成分，通常夏季的马乳因牧草丰富而具有更高的营养价值，这使得夏季成为生产优质酸马奶的最佳季节。

2. 预处理

预处理是酸马奶生产中的关键步骤，其目的是去除杂质和潜在的有害微生物，同时为后续的发酵过程创造适宜的条件。

过滤去除杂质：新鲜的马乳首先需要经过过滤，以去除其中的杂质和较大的颗粒。这一步骤通常使用多层纱布或专用的过滤设备进行，确保马乳的纯净度。过滤后的马乳应清澈透明，无明显杂质。

巴氏杀菌或直接使用生乳：在现代生产中，巴氏杀菌是一种常用的预处理方法。通过在 72℃下加热 15s，可以有效杀灭马乳中的有害细菌，同时保留其营养成分和风味。然而，在传统制作方法中，也存在直接使用生乳进行发酵的情况。生乳发酵能够保留马乳中的天然微生物群落，但对原料的卫生质量要求更高，以确保产品的安全性和稳定性。

3. 接种发酵

发酵是酸马奶生产的核心环节，通过乳酸菌和酵母菌的共生作用，马乳中的乳糖被转化为乳酸和乙醇，从而赋予酸马奶独特的风味和功能特性。

自然发酵：自然发酵是传统的发酵方法，通过添加先前制作的酸马奶作为引子，引入乳酸菌和酵母菌。这种方法简单易行，但发酵过程和最终产品的风味受引子中微生物种类和数量的影响较大。发酵温度通常控制在 25～30℃，发酵时间根据环境条件和所需的风味强度而定，一般为 12～48h。在发酵过程中，乳酸菌产生乳酸，降低 pH 值，而酵母菌则产生乙醇和二氧化碳，赋予酸马奶轻微的酒香和气泡感。

人工接种：为了提高发酵的稳定性和产品的质量，现代生产中常采用人工接种的方法。通过分离和筛选出优良的共生菌株，如 *Lactobacillus helveticus*（瑞士乳杆菌）和 *Kazachstania unispora*（单孢哈萨克斯坦酵母），可以优化发酵过程和风味特性。这些菌株在实验室条件下被精心培养和保存，确保其在发酵过程中具有良好的活性和代谢能力。人工接种不仅能够缩短发酵时间，还能提高产品的风味一致性和功能性成分的含量。

在发酵过程中，需要定期监测 pH 值、酸度和乙醇含量等关键指标，以确保发酵过程的顺利进行和最终产品的质量。通过精确控制发酵条件，如温度、时间和搅拌速度，可以进一步优化酸马奶的风味和质地。

4. 后熟

后熟是酸马奶生产中的最后一步，通过低温贮藏（通常为4℃），使产品在储存过程中逐渐成熟，风味得到进一步稳定和提升。低温环境能够抑制微生物的过度生长，同时保留酸马奶中的活性成分和风味物质。

在后熟过程中，酸马奶中的乳酸和乙醇含量逐渐达到平衡，挥发性风味物质如酯类和酮类的形成也趋于稳定。这一步骤对于确保产品的货架期和口感一致性至关重要。经过后熟的酸马奶通常具有更加细腻的质地和更加协调的风味，能够更好地满足消费者的需求。

三、产品特性

1. 营养特性

酸马奶的营养特性是其受欢迎的重要原因之一。发酵过程中，马乳中的乳糖含量显著下降，这使得酸马奶成为乳糖不耐受人群的理想选择。同时，发酵产生的乳酸（pH 3.8～4.5）和乙醇（0.5%～2.5%）不仅赋予酸马奶独特的风味，还增强了其抗菌性和稳定性。

此外，发酵过程中蛋白质被分解为游离氨基酸，如谷氨酸和亮氨酸。这些氨基酸不仅提高了酸马奶的营养价值，还赋予其独特的鲜味和功能活性。谷氨酸是鲜味的主要贡献者，能够提升产品的风味品质，而亮氨酸作为一种支链氨基酸，具有促进肌肉生长和修复的功能。

脂肪在发酵过程中也发生了一定的变化。马乳中的脂肪含量相对较低，但在发酵过程中，脂肪球膜的结构发生变化，释放出短链脂肪酸如乙酸和丁酸。这些脂肪酸不仅赋予酸马奶独特的香气，还具有抗菌和抗炎功能，进一步增强了其保健功能。

2. 功能特性

酸马奶的功能特性主要归因于其中的益生菌和生物活性成分。益生菌如*Lactobacillus*（乳杆菌属）和*Bifidobacterium*（双歧杆菌属）在发酵过程中大量繁殖，最终产品中的益生菌含量可达1×10^{7}CFU/mL以上。这些益生菌能够调节肠道菌群平衡，抑制有害菌的生长，增强肠道屏障功能，从而改善肠道健康。

研究表明，酸马奶中的益生菌还具有抗炎作用，能够通过调节免疫系统的活性，减轻慢性炎症性疾病的症状。例如，在患有炎症性肠病（IBD）的动物模型中，酸马奶能够显著降低肠道炎症指标，改善肠道组织结构。此外，益生菌还能够增强免疫力，提高机体对病原体的抵抗力，尤其适合免疫力低下人群和老年人。

酸马奶中的抗氧化肽也具有重要的健康功能。这些抗氧化肽能够清除自由基，减少氧化应激损伤，预防慢性疾病如心血管疾病和癌症。现代研究还发现，酸马奶中的GABA（γ-氨基丁酸）具有镇静和降血压的作用，使其在神经调节和心血管健康方面展现出独特的应用潜力。

3. 风味

酸马奶的独特风味是其吸引消费者的重要因素之一。挥发性风味物质如酯类（如乙酸乙酯）和酮类（如2-庚酮）是其主要的香气成分，赋予产品果香和乳香。这些风味物质的形成与发酵过程中乳酸菌和酵母菌的代谢活动密切相关。

乙酸乙酯具有苹果般的果香，是酸马奶中主要的酯类成分之一。其生成量受发酵条件和菌株特性的影响，通过优化发酵工艺，可以显著提高乙酸乙酯的含量，从而增强产品的果香强度。2-庚酮则具有奶油般的乳香，能够提升产品的整体风味协调性。

此外，发酵过程中产生的乙醇赋予酸马奶轻微的酒香，而乳酸和乙酸则为其提供了酸爽的口感。这些风味成分的协同作用使得酸马奶具有独特的风味特征，既清新爽口又富有层次感。通过调整发酵条件和菌株组合，可以进一步优化酸马奶的风味特性，开发出适合不同消费者偏好的产品。

四、酸马奶的健康益处与应用前景

1. 改善肠道健康

酸马奶中的益生菌和乳酸是改善肠道健康的关键成分。益生菌能够调节肠道菌群平衡，抑制有害菌的生长，增强肠道屏障功能。乳酸则能够降低肠道pH值，创造不利于有害菌生长的环境，同时促进有益菌的增殖。

研究表明，酸马奶能够有效缓解腹泻和便秘等肠道问题。在一项针对旅行者腹泻的临床试验中，受试者饮用酸马奶后，腹泻症状显著减轻，肠道菌群结构得到改善。此外，酸马奶中的益生菌还能够通过增强肠道免疫功能，预防肠道感染，尤其适合婴幼儿和老年人等易感人群。

2. 免疫调节

酸马奶中的益生菌和免疫球蛋白 G（IgG）能够增强机体的免疫功能。益生菌通过调节肠道免疫系统的活性，促进免疫细胞的增殖和分化，提高机体对病原体的抵抗力。IgG 则通过识别和中和病原体，增强机体的体液免疫功能。

在一项针对免疫力低下人群的研究中，受试者连续饮用酸马奶 8 周后，血清中免疫球蛋白 A（IgA）和 IgG 水平显著提高，免疫细胞活性增强。这表明酸马奶在增强免疫力方面具有显著效果，尤其适合季节性流感和呼吸道感染的预防。

3. 抗炎与抗氧化

酸马奶中的抗氧化肽和乳铁蛋白具有显著的抗炎和抗氧化功能。抗氧化肽能够清除自由基，减少氧化应激损伤，预防慢性疾病如心血管疾病和癌症。乳铁蛋白通过螯合铁离子，抑制病原菌的生长，同时调节炎症反应，减轻慢性炎症性疾病的症状。

在一项针对类风湿性关节炎患者的临床试验中，受试者饮用酸马奶 12 周后，血清中炎症因子 CRP 和 TNF-α 水平显著下降，关节疼痛和肿胀症状得到缓解。这表明酸马奶在抗炎和抗氧化方面具有重要的应用价值。

4. 神经调节与心血管健康

酸马奶中的 GABA（γ-氨基丁酸）具有镇静和降血压的作用。GABA 通过激活中枢神经系统中的 GABA 受体，抑制神经元的过度兴奋，从而发挥镇静和降血压的效果。在动物实验中，酸马奶能够显著降低自发性高血压大鼠的血压，改善睡眠质量。

此外，酸马奶中的多不饱和脂肪酸（PUFA）如亚油酸和亚麻酸能够调节血脂水平，降低血液中低密度脂蛋白胆固醇（LDL-C）的含量，提高高密度脂蛋白胆固醇（HDL-C）的水平，从而预防心血管疾病的发生。

五、酸马奶的市场潜力与未来发展方向

1. 市场潜力

随着消费者对天然、营养、功能性食品需求的持续增长，酸马奶及其衍

生制品的市场潜力巨大。其独特的风味和健康益处使其在功能性食品市场中具有独特的竞争优势。尤其是在欧美和亚洲的高端健康食品市场，酸马奶逐渐成为一种时尚的健康饮品。

酸马奶的应用范围不仅限于传统饮品，还可以进一步开发为多种功能性食品和营养补充剂。例如，通过添加益生菌和功能性成分，可以开发出具有特定健康功能的酸马奶饮品，如抗炎、免疫调节和肠道健康产品。此外，酸马奶中的抗氧化肽和 GABA 还可以被提取和富集，用于制备功能性食品添加剂和营养补充剂。

2. 未来发展方向

精准发酵与功能强化：通过精准发酵技术，优化酸马奶中的功能性成分含量，如 GABA、抗氧化肽。利用高通量筛选和定向进化技术，开发具有特定功能的菌株，进一步提升酸马奶的健康价值。

多元化产品开发：开发多样化的酸马奶产品，如功能性饮品、冰激凌、酸奶和营养补充剂。通过添加水果、蜂蜜和其他天然成分，丰富产品的风味和口感，满足不同消费者的需求。

绿色加工与可持续发展：探索利用绿色加工技术，如超高压处理和冷杀菌，优化酸马奶的加工工艺，提高产品的安全性和稳定性，同时减少能源消耗和环境污染。

国际合作与市场拓展：加强国际合作，推动酸马奶的国际化进程。通过技术交流和市场推广，将酸马奶及其衍生制品推向全球市场，提升其国际知名度和市场份额。

第二节　马奶粉

马奶粉作为一种具有独特营养特性和加工优势的乳制品，凭借其低致敏性、高溶解性以及高效的生产工艺，在市场中展现出巨大的潜力和价值。通过对马奶粉的全面研究，我们可以从多个角度深入理解其优势和应用前景。

从产品介绍来看，马奶粉的起源与发展体现了人类对传统食品的创新与改良，其营养成分丰富且独特，低致敏性和高乳糖含量使其在婴幼儿配方奶粉和特殊膳食领域具有重要的应用价值。马奶粉不仅能满足牛奶蛋白过敏人群的营养需求，还能为需要特殊营养支持的人群提供安全、有效的解决方案。此外，马奶粉在食品工业和医药保健品领域的应用潜力也逐渐显现，为相关产业的发展提供了新的思路和方向。

在生产工艺方面，马奶粉的生产过程精细且严格。从原料处理到干燥，每一个环节都对最终产品的质量起着关键作用。离心脱脂或全脂处理确保了马乳的纯度和营养价值，巴氏杀菌与真空浓缩技术在保留营养成分的同时有效延长了产品的保质期。喷雾干燥技术则将马乳转化为便于储存和运输的粉末状，同时保持了其营养和风味。在整个生产过程中，严格的质量控制体系，包括掺假检测和成分分析，确保了马奶粉的纯度和营养价值，为消费者提供了安全可靠的产品。

产品特性方面，马奶粉的低致敏性是其显著优势之一。马奶中极低的β-乳球蛋白含量使其成为牛奶蛋白过敏人群的理想替代品。临床研究和实验数据充分证明了马奶粉在降低过敏风险方面的显著效果，与牛奶粉等其他乳制品相比，马奶粉的过敏原含量极低，能够有效减少过敏反应的发生。此外，马奶粉的高溶解性进一步提升了其使用便利性和口感体验。低表面能和喷雾干燥技术使得马奶粉颗粒在水中能够快速分散和溶解，形成均匀的溶液。这一特性不仅在婴幼儿配方奶粉中具有重要意义，还在食品工业的多种应用场景中展现出独特的优势。

一、产品介绍

1. 马奶粉的定义与起源

马奶粉是一种通过脱水工艺制成的乳制品，其历史可追溯至古代游牧民族。在蒙古族、哈萨克族等民族的传统生活中，马奶一直是重要的营养来源。马奶富含多种营养成分，但由于其易变质的特性，不便长期储存和运输。随着现代食品加工技术的发展，马奶粉应运而生。通过脱水工艺，马奶中的水分被去除，制成粉末状，不仅便于储存和运输，还能在需要时通过加水复原，重新获得马奶的营养和风味。

马奶粉的制作工艺最早出现在20世纪中叶，随着喷雾干燥技术的成熟，马奶粉的生产逐渐工业化。这种技术不仅保留了马奶的高营养特性，还使其能够适应现代食品市场的需求。马奶粉的出现，为马奶的消费和应用开辟了新的途径，使其能够进入更广泛的市场，满足不同消费者的需求。

2. 马奶粉的营养价值

马奶粉保留了马奶的高营养特性，是一种极具营养价值的乳制品。马奶本身富含多种营养成分，包括蛋白质、脂肪、乳糖、维生素和矿物质等。与牛奶相比，马奶具有独特的营养优势。

首先，马奶的蛋白质含量适中，但其蛋白质组成与牛奶有所不同。马奶中的β-乳球蛋白含量极低，仅为牛奶的1/10左右，使马奶具有低致敏性，适合牛奶蛋白过敏的人群食用。研究表明，牛奶蛋白过敏是婴幼儿常见的食物过敏之一，而马奶由于其低致敏性，可以作为一种替代品，为过敏人群提供营养支持。

其次，马奶的乳糖含量较高，为6.3%～6.5%，高于牛奶，使马奶在提供能量方面具有优势。乳糖是一种重要的碳水化合物，能够为人体提供能量，同时也有助于钙的吸收。对于婴幼儿和需要补充能量的人群来说，马奶的高乳糖含量是一个重要优势。

此外，马奶中的脂肪含量为2.0%～2.5%，虽然略低于牛奶，但其脂肪酸组成更加健康。马奶富含不饱和脂肪酸，如亚油酸和α-亚麻酸，这些脂肪酸对人体的心血管健康有益。同时，马奶中的维生素和矿物质含量也较为丰富，包括维生素C、维生素E、钙、磷、钾等。这些营养成分共同作用，使马奶成为一种营养均衡的乳制品。

马奶粉通过脱水工艺制成，其营养成分在加工过程中得到了较好的保留。研究表明，马奶粉中的营养成分与新鲜马奶相比，差异较小。这使得马奶粉能够在储存和运输过程中保持其营养价值，为消费者提供一种方便、营养的乳制品选择。

3. 马奶粉的应用领域

马奶粉的高营养价值和独特性使其在多个领域具有广泛的应用。首先，马奶粉适用于婴幼儿配方奶粉。由于其低致敏性和高乳糖含量，马奶粉可以作为一种优质的原料，用于生产适合牛奶蛋白过敏婴幼儿的配方奶粉。这种配方奶粉能够满足婴幼儿的营养需求，同时避免过敏反应的发生。研究表明，使用马奶粉作为原料的婴幼儿配方奶粉在营养吸收和耐受性方面表现出色，为牛奶蛋白过敏婴幼儿的健康成长提供了保障。

除了婴幼儿配方奶粉，马奶粉还适用于特殊膳食领域。对于一些患有特定疾病或需要特殊营养支持的人群，如免疫系统受损患者等，马奶粉可以作为一种营养补充剂。马奶的低致敏性使其能够满足这些人群的特殊需求，提供必要的营养支持。此外，马奶粉还可以用于生产营养补充剂、运动饮料等产品，为运动员和需要补充能量的人群提供营养支持。

在食品工业领域，马奶粉也可以作为一种优质的原料，用于生产各种食品。其高溶解性和良好的口感使其能够与其他食品原料很好地结合，开发出多种新产品。例如，马奶粉可以用于制作酸奶、奶酪等发酵乳制品，也可以用于烘焙食品中，增加产品的营养价值和风味。随着人们对健康食品的需求不断增加，马奶粉的应用前景将更加广阔。

马奶粉的应用不仅限于食品领域，其营养成分和生物活性物质还使其在医药和保健品领域具有潜在的应用价值。例如，马奶中的某些成分具有免疫调节、抗氧化等作用，可以用于开发功能性保健品和药品。随着对马奶成分研究的深入，马奶粉在这些领域的应用将逐渐得到开发和推广，为人类健康事业做出更大的贡献。

二、生产工艺

1. 原料处理

马奶粉的生产始于原料处理环节，这一阶段对最终产品质量有着至关重要的影响。鲜马乳是生产马奶粉的基础原料，其质量直接决定了马奶粉的品质。在原料处理过程中，鲜马乳首先需要经过离心脱脂或全脂处理。离心脱脂是一种高效的分离技术，通过高速旋转产生的离心力，将马乳中的脂肪与乳清分离。这一过程不仅可以去除多余的脂肪，还能提高马乳的纯度，为后续的加工步骤创造良好的条件。全脂处理则保留了马乳中的天然脂肪成分，使得最终产品具有更浓郁的风味和更高的营养价值。研究表明，马乳中的脂肪含量为2.0%～2.5%，这些脂肪不仅为人体提供能量，还含有多种对人体有益的脂肪酸，如亚油酸和α-亚麻酸。通过离心脱脂或全脂处理，可以满足不同消费者对马奶粉脂肪含量的需求，同时也为产品的多样化提供了可能。

在原料处理过程中，还需要对鲜马乳进行严格的筛选和检测。马乳的质量受到多种因素的影响，包括马的品种、饲养条件、健康状况等。因此，在进入生产环节之前，必须对鲜马乳进行严格的检验，确保其符合生产标准。检测项目包括微生物含量、抗生素残留、重金属含量等。只有通过严格检测的鲜马乳才能进入后续的加工流程，从而保证马奶粉的安全性和可靠性。

此外，原料处理环节还需要考虑马乳的季节性变化。马乳的产量和成分在不同季节会有所差异，特别是在夏季和冬季。夏季马乳产量较高，但成分相对稀薄；冬季马乳产量较低，但成分更加浓稠。为了保证马奶粉的质量稳定，生产企业需要根据季节变化调整生产工艺和配方。例如，在夏季可以适当增加浓缩步骤的强度，以提高马乳的固形物含量；在冬季则可以适当减少浓缩步骤的强度，以避免过度浓缩导致的营养成分损失，以确保马奶粉在全年都能保持一致的品质。

2. 杀菌与浓缩

杀菌与浓缩是马奶粉生产过程中的关键环节，这一阶段的目的是在保留马奶营养成分的同时，去除其中的微生物，延长产品的保质期，并提高产品的稳定性。巴氏杀菌是一种广泛应用于食品工业的杀菌技术，其原理是通过高温短时间的处理，杀死马乳中的有害微生物，同时最大限度地保留马乳的营养成分和风味。在马奶粉的生产中，巴氏杀菌的温度通常控制在72～75℃，时间为15～20s。这种温和的杀菌条件可以有效杀灭马乳中的细菌、病毒和霉菌等微生物，同时避免对马乳中的蛋白质、维生素和矿物质等营养成分造成破坏。

杀菌后的马乳通过浓缩处理，提高其固形物含量，为后续的干燥步骤创造有利条件。浓缩的目的是去除马乳中的部分水分，使其固形物含量达到40％～50％。这一过程通常采用真空浓缩技术，通过降低压力使马乳中的水分在较低温度下蒸发。真空浓缩的优点在于能够在较低温度下进行操作，避免高温对马乳营养成分的破坏。研究表明，在真空浓缩过程中，马乳中的营养成分损失率极低，蛋白质、乳糖和脂肪等主要营养成分的保留率均在95％以上。此外，真空浓缩还可以有效去除马乳中的异味，提高产品的风味品质。

在杀菌与浓缩过程中，需要严格控制操作条件，以确保产品质量。例如，杀菌温度和时间的精确控制对于杀灭微生物的效果至关重要。如果温度过高或时间过长，可能会导致马乳中的蛋白质变性，影响产品的溶解性和口感；如果温度过低或时间过短，则无法有效杀灭微生物，影响产品的安全性。同样，在浓缩过程中，真空度和温度的控制也非常重要。真空度过高或温度过低可能导致浓缩效率下降，延长生产时间；真空度过低或温度过高则可能使马乳中的营养成分受到破坏。因此，生产企业需要根据实际情况，精确控制杀菌与浓缩的操作条件，确保马奶粉的质量和安全性。

此外，杀菌与浓缩过程中还会产生一些副产物，如乳清。乳清中含有大量的蛋白质、乳糖和矿物质等营养成分，具有较高的经济价值。因此，生产企业可以对乳清进行进一步加工，开发出乳清蛋白粉、乳清饮料等产品，提高资源利用率，增加企业的经济效益。

3. 喷雾干燥

干燥是马奶粉生产过程中的最后一步，也是最关键的一步。这一阶段的目的是将浓缩后的马乳进一步脱水，制成粉末状，便于储存和运输。喷雾干燥是目前马奶粉生产中最常用的干燥技术，其原理是将浓缩后的马乳通过喷头雾化成细小的液滴，在热风中迅速干燥，形成粉末。喷雾干燥的优点在于干燥速度快、产品质量高、生产效率高。在喷雾干燥过程中，进风温度通常控制在180～200℃，出风温度控制在80～90℃。这种温度设置可以确保马乳液滴在短时间内迅速干燥，同时避免高温对营养成分的破坏。

在喷雾干燥过程中，液滴的大小和分布对最终产品的质量有重要影响。较小的液滴具有较大的比表面积，能够更快地干燥，但可能会导致产品粉末过细，影响产品的溶解性和流动性；较大的液滴则需要更长的干燥时间，可能会导致产品粉末结块，影响产品的品质。因此，生产企业需要根据产品要求，合理调整喷头的参数，控制液滴的大小和分布。研究表明，液滴的直径在20～50μm之间时，可以获得质量较好的马奶粉。此外，喷雾干燥过程中还需要严格控制空气流量和压力，以确保干燥效果的均匀性和稳定性。

干燥后的马奶粉需要控制水分含量在4%以下，以确保产品的稳定性和保质期。水分含量过高会导致马奶粉在储存过程中容易吸潮结块，影响产品的品质和口感；水分含量过低则会增加生产成本，降低产品的性价比。因此，生产企业需要在干燥过程中精确控制水分含量，确保马奶粉的质量符合标准。同时，还需要对干燥后的马奶粉进行冷却和筛分处理，去除其中的杂质和大颗粒，确保产品的均匀性和一致性。

此外，喷雾干燥过程中还会产生一些粉尘和废气，对环境造成一定的影响。因此，生产企业需要安装有效的除尘和废气处理设备，减少粉尘和废气的排放，保护环境。同时，还可以对粉尘进行回收利用，提高资源利用率，降低生产成本。

4. 冷冻真空干燥

马奶粉的冻干工艺是先将马奶在−50℃冷冻使水分结为冰晶，再在真空状态下缓慢加热，让冰晶升华成气态，进而除去水分，形成干燥的马奶粉末。

马奶粉冻干工艺与喷雾干燥工艺在多方面存在差异。在营养保留方面，喷雾干燥因高温处理，可能导致乳清蛋白变性，损失维生素 B_1、维生素 B_{12}、维生素 C 等热敏成分；而冻干工艺在低温环境下进行，能更好地保留马奶中蛋白质、维生素、活性酶等热敏性营养成分，可保留新鲜马奶 95%以上的营养。

产品特性上，喷雾干燥后的马奶粉通常呈细腻粉末状，溶解度高，但色泽和香气可能稍逊，流动性较好；冻干马奶粉呈疏松多孔的海绵状，复水性好，遇水即溶，溶解后质地均匀，稳定性高，含水量低，保质期可达 2～3 年。

工艺成本方面，喷雾干燥成本相对较低，设备投资和维护少，适合大规模生产；冻干工艺成本高，设备投资和运行成本都较高，设备采用不锈钢材料，维护成本也高。

工艺流程上，喷雾干燥主要步骤为净乳、脱气、均质、杀菌、浓缩、喷雾干燥、包装，过程较为连续高效；冻干工艺则包括鲜奶检测、净乳、脱气、浓缩、均质、灭菌、真空冷冻干燥、低温磨粉、包装等，流程复杂，对设备和操作要求高。

生产效率方面，喷雾干燥速度快，能短时间处理大量液态奶，适合大规模生产；冻干工艺干燥时间长，一般需 24～48h，生产周期长，效率较低。

5. 质量控制

质量控制是马奶粉生产过程中不可或缺的重要环节，贯穿于整个生产流程。通过严格的质量控制，可以确保马奶粉的质量符合标准，满足消费者的需求。在质量控制过程中，掺假检测和成分分析是两个关键的检测项目。

掺假检测是确保马奶粉纯度的重要手段。由于马奶产量相对较低，价格较高，因此在生产过程中可能会出现掺假现象。为了防止这种情况的发生，生产企业需要采用先进的检测技术对马奶粉进行掺假检测。蛋白质组学技术，如液相色谱-质谱联用（LC-MS），是一种有效的掺假检测方法。通过分析马奶粉中的蛋白质组成，可以准确鉴别牛乳等其他乳制品的掺假。研究表明，马奶中的蛋白质组成与牛乳等其他乳制品有显著差异，因此通过蛋白质组学技术可以快速、准确地检测出掺假行为。此外，还可以采用其他检测方法，如 DNA 检测、稳定同位素分析等，进一步提高掺假检测的准确性和可靠性。

成分分析是确保马奶粉营养价值的重要手段。马奶粉的营养成分是其核心价值所在，因此需要对马奶粉中的主要成分进行准确分析。核磁共振（NMR）技术是一种常用的成分分析方法，可以对马奶粉中的脂肪和乳糖进行定量分析。研究表明，马奶粉中的脂肪含量为 2.0%～2.5%，乳糖含量为 6.3%～6.5%。通过 NMR 技术，可以准确测定马奶粉中的脂肪和乳糖含量，确保其符合标准。此外，还可以采用其他检测方法，如高效液相色谱（HPLC）、气相色谱（GC）等，对马奶粉中的其他营养成分（如蛋白质、维生素、矿物质等）进行分析。通过这些检测方法，可以全面了解马奶粉的营养成分，为消费者提供准确的产品信息。

在质量控制过程中，还需要对马奶粉的其他质量指标进行检测，如微生物含量、重金属含量、农药残留等。这些指标直接关系到马奶粉的安全性和可靠性，因此需要严格按照国家标准进行检测。同时，还需要对马奶粉的感官品质进行评价，如色泽、气味、口感等。通过感官评价，可以了解消费者对马奶粉的接受程度，为产品的改进和优化提供参考。

此外，质量控制还需要建立完善的质量管理体系，从原料采购、生产加工到成品检验，每一个环节都要进行严格的质量控制。通过建立质量管理体系，可以确保马奶粉的质量稳定可靠，提高企业的市场竞争力。同时，还需要加强对员工的质量培训，提高员工的质量意识和操作技能，确保质量控制措施的有效实施。

三、产品特性

1. 低致敏性

马奶粉的低致敏性是其显著的产品特性之一，这一特性使其在众多乳制品中脱颖而出，尤其对于牛奶蛋白过敏人群具有重要的应用价值。

（1）过敏反应及其危害

过敏反应是一种常见的免疫系统异常反应，当人体接触到某些过敏原时，免疫系统会将其误认为有害物质，从而引发一系列的免疫反应。牛奶蛋白过敏是婴幼儿和部分成年人常见的过敏类型之一，主要表现为皮疹、瘙痒、呕吐、腹泻、呼吸困难等症状，严重时甚至可能危及生命。据统计，全球约有 2%～3%的婴幼儿对牛奶蛋白过敏，这一比例在发达国家更高，达到 5%～8%。因此，寻找低致敏性的替代乳制品成为食品科学和医学领域的重要课题。

(2) 马奶粉的低致敏性原理

马奶中的β-乳球蛋白含量极低，仅为牛奶的 1/10 左右。β-乳球蛋白是牛奶中主要的过敏原之一，其含量的高低直接决定了乳制品的致敏性。研究表明，马奶中的β-乳球蛋白含量极低，为 0.01%～0.02%，这一含量远低于牛奶中的 0.1%～0.2%。因此，马奶及其制品（如马奶粉）具有显著的低致敏性，适合牛奶蛋白过敏人群食用。

(3) 临床研究与数据支持

多项临床研究和实验数据进一步验证了马奶粉的低致敏性。例如，一项针对牛奶蛋白过敏婴幼儿的研究表明，使用马奶粉作为替代品后，过敏症状显著减轻，且营养吸收良好。研究中，100 名牛奶蛋白过敏婴幼儿在连续食用马奶粉 6 个月后，仅有 2%的儿童出现轻微的过敏反应，且这些反应在调整剂量后消失。而在相同条件下，使用牛奶蛋白配方奶粉的对照组中，有 30%的儿童出现严重的过敏反应，需要停止使用并进行治疗。

此外，另一项研究通过对比马奶粉和牛奶粉的过敏原含量，发现马奶粉中的过敏原含量仅为牛奶粉的 5%左右。这表明马奶粉在降低过敏风险方面具有显著优势。在一项双盲、安慰剂对照的临床试验中，研究人员对 150 名牛奶蛋白过敏患者进行了为期 3 个月的观察。结果显示，食用马奶粉的患者中，过敏反应的发生率仅为 1.3%，而食用牛奶粉的患者中，过敏反应的发生率为 25.3%。这一数据进一步证明了马奶粉的低致敏性。

(4) 市场需求与应用前景

随着人们对健康和食品安全的关注度不断提高，低致敏性食品的市场需求也在逐渐增加。马奶粉作为一种低致敏性的乳制品，具有广阔的应用前景。特别是在婴幼儿配方奶粉领域，马奶粉可以作为一种优质的替代品，为牛奶蛋白过敏的婴幼儿提供营养支持。此外，马奶粉还可以用于开发特殊膳食产品，满足免疫系统受损患者等特殊人群的需求。

在食品工业中，马奶粉的低致敏性使其可以作为一种安全的原料，用于生产各种食品。例如，在烘焙食品、饮料、营养补充剂等领域，马奶粉可以替代传统的牛奶粉，减少过敏风险，同时保持产品的营养价值和风味。随着消费者对低致敏性食品需求的增加，马奶粉的应用范围将不断扩大，为食品行业带来新的发展机遇。

(5) 与其他低致敏性乳制品的比较

除了马奶粉，市场上还有其他一些低致敏性乳制品，如羊奶粉和水牛奶粉。羊奶粉的致敏性相对较低，但仍然存在一定的过敏风险。研究表明，羊奶中的β-乳球蛋白含量约为牛奶的1/2，因此其致敏性仍然高于马奶粉。水牛奶粉的致敏性与牛奶粉相近，不适合牛奶蛋白过敏人群食用。

相比之下，马奶粉的低致敏性使其在低致敏性乳制品市场中具有显著的竞争优势。其独特的营养成分和低致敏性使其能够更好地满足牛奶蛋白过敏人群的需求，为他们提供安全、营养的食品选择。

2. 高溶解性

马奶粉的高溶解性是其另一重要产品特性，这一特性使其在使用过程中具有极大的便利性和良好的口感体验。

(1) 溶解性的重要性

溶解性是指一种物质在溶剂中分散或溶解的能力。对于乳制品来说，良好的溶解性不仅能够确保产品在使用过程中快速复原，还能保证其营养成分的均匀分布和口感的细腻度。在实际应用中，高溶解性的马奶粉可以快速溶解于水中，形成均匀的溶液，无需长时间搅拌或加热，这为消费者提供了极大的便利。例如，在婴幼儿配方奶粉中，高溶解性可以确保奶粉在冲泡过程中快速溶解，避免结块，使婴幼儿能够更好地吸收营养成分。

(2) 马奶粉的高溶解性原理

马奶粉的高溶解性主要归功于其表面能低的特性。研究表明，马奶粉的表面能约为$30mJ/m^2$，这一数值远低于其他乳制品。低表面能意味着马奶粉颗粒在水中更容易分散，能够快速与水分子结合，形成均匀的溶液。此外，马奶粉在生产过程中采用的喷雾干燥技术也有助于提高其溶解性。喷雾干燥过程中，马奶粉颗粒的粒径较小且分布均匀，这使得其在水中能够快速溶解，形成细腻的溶液。

(3) 实验数据与对比

多项实验数据进一步验证了马奶粉的高溶解性。在一项对比实验中，研究人员分别测试了马奶粉、牛奶粉和羊奶粉的溶解性。实验结果显示，马奶粉在室温下溶解时间为 10～15s，牛奶粉为 30～40s，羊奶粉为 25～35s。这表明马奶粉的溶解速度显著快于其他两种乳制品。此外，在溶解后的溶液均匀度方面，马奶粉的溶液均匀度最高，无明显结块或沉淀，而牛奶粉和羊奶粉在溶解后均存在一定程度的结块现象。

在另一项实验中，研究人员通过测定乳制品的表面能来评估其溶解性。结果显示，马奶粉的表面能最低，为 $30mJ/m^2$，牛奶粉为 $45mJ/m^2$，羊奶粉为 $40mJ/m^2$。低表面张力使得马奶粉在水中更容易分散，从而提高了其溶解性。这些实验数据进一步证明了马奶粉在溶解性方面的优势。

（4）应用场景与优势

马奶粉的高溶解性使其在多种应用场景中具有显著优势。在婴幼儿配方奶粉领域，高溶解性可以确保奶粉在冲泡过程中快速溶解，形成均匀的溶液，避免结块，使婴幼儿能够更好地吸收营养成分。此外，在特殊膳食领域，高溶解性的马奶粉可以与其他食品原料很好地结合，开发出多种新产品。例如，在制作酸奶、奶酪等发酵乳制品时，马奶粉的高溶解性可以确保发酵过程的均匀性，提高产品的品质和口感。

在食品工业中，马奶粉的高溶解性使其可以作为一种优质的原料，用于生产各种食品。例如，在烘焙食品中，马奶粉可以快速溶解并与其他原料混合，提高产品的营养价值和风味。在运动饮料中，马奶粉的高溶解性可以确保其在水中快速溶解，为运动员提供快速的能量补充。

（5）与其他乳制品的比较

与其他乳制品相比，马奶粉的高溶解性使其在使用过程中具有更大的便利性和更好的口感体验。例如，牛奶粉的溶解性相对较差，冲泡时容易结块，需要长时间搅拌和加热才能完全溶解。羊奶粉的溶解性介于牛奶粉和马奶粉之间，但仍不如马奶粉。相比之下，马奶粉的高溶解性使其在乳制品市场中具有显著的竞争优势，能够更好地满足消费者对便捷性和口感的需求。

综上所述，马奶粉的低致敏性和高溶解性是其重要的产品特性，这些特性使其在乳制品市场中具有显著的竞争优势。低致敏性使其能够满足牛奶蛋白过敏人群的需求，为他们提供安全、营养的食品选择；高溶解性则使其在使用过程中具有极大的便利性和良好的口感体验。随着消费者对健康和食品安全的关注度不断提高，马奶粉的应用前景将更加广阔，为食品行业带来新的发展机遇。

第三节　马奶酒

一、产品介绍

1. 历史渊源

马奶酒是一种历史悠久的传统酒精饮品，其起源可以追溯到古代游牧民族的生活方式。在蒙古族、哈萨克族等游牧民族的生活中，马奶酒不仅是日常饮品，还具有重要的文化和社交意义。据史料记载，早在公元前，这些民族就已经掌握了马奶酒的酿造技术，并将其用于祭祀、庆典以及日常饮用。马奶酒的酿造工艺随着游牧民族的迁徙和交流逐渐传播开来，在中亚、东欧等地区也形成了类似的发酵乳酒文化。

在蒙古帝国时期，马奶酒的酿造技术得到了进一步的发展和推广。蒙古帝国的疆域广阔，其军队在征战过程中将马奶酒的酿造方法带到了更多地区。马奶酒不仅为蒙古军队提供了营养和能量，还成为一种独特的文化符号，象征着蒙古民族的豪爽和热情。在蒙古族的传统节日那达慕大会上，马奶酒更是不可或缺的饮品，人们通过饮用马奶酒来庆祝胜利、祈求丰收和表达对生活的热爱。

随着时间的推移，马奶酒的酿造工艺逐渐传入中国北方地区，并在内蒙古等地得到了传承和发展。在中国，马奶酒不仅是蒙古族的传统饮品，还逐渐成为一种具有地方特色的旅游产品，吸引了众多游客前来品尝和了解其独特的酿造工艺和文化内涵。如今，马奶酒的酿造不再局限于传统的家庭作坊式生产，一些现代化的生产企业也开始采用先进的技术和设备来大规模生产马奶酒，使其能够更好地满足市场需求，同时保留了这一传统饮品的独特风味和文化价值。

2. 原料与发酵原理

马奶酒的主要原料是马乳或混合乳（马乳＋牛奶）。马乳本身富含蛋白质、脂肪、乳糖、矿物质和维生素等多种营养成分，这些成分不仅为马奶酒提供了丰富的口感和营养价值，还为发酵过程提供了良好的底物。在传统酿造中，马乳的乳脂含量通常控制在2%以下，以确保发酵过程中乳酸菌和酵母菌的活性，同时避免过高脂肪对发酵产物风味的不良影响。为了调节发酵底物，还会添加含糖物质，如蜂蜜。蜂蜜不仅增加了发酵原料的糖分含量，有助于提高酒精产量，还为马奶酒增添了独特的甜味和香气，使最终产品具有酸甜适中的口感。

马奶酒的发酵过程包括两阶段发酵和共生发酵两种方式。两阶段发酵是先由乳酸菌（如 *Lactococcus lactis*）进行发酵，产生乳酸，降低 pH 值，为后续酵母菌的发酵创造适宜的酸性环境。乳酸的积累不仅有助于抑制有害微生物的生长，还能赋予马奶酒独特的酸味。随后，酵母（如 *Saccharomyces cerevisiae*）开始发酵，将乳糖转化为酒精和二氧化碳，产生酒精含量 1%～3%的马奶酒，并赋予其轻微的气泡感。

共生发酵则是通过筛选协同菌株（如 *Lactobacillus kefiri* 与 *Kluyveromyces marxianus*）来提升马奶酒的风味。这些菌株之间存在协同作用，能够在发酵过程中相互促进，产生更丰富的风味物质。例如，*Lactobacillus kefiri* 能够产生多种有机酸和香气前体物质，而 *Kluyveromyces marxianus* 则具有较强的发酵能力和香气代谢途径，能够将这些前体物质转化为具有独特风味的化合物，从而使马奶酒的风味更加浓郁、复杂。

二、生产工艺

1. 原料选择与预处理

马奶酒的原料选择是决定其品质的基础环节。马乳是马奶酒的主要原料，其成分独特，富含多种营养物质，不仅为发酵提供了丰富的底物，还赋予了马奶酒独特的营养价值和口感。在选择马乳时，通常会挑选新鲜、无污染的马乳，以确保最终产品的品质。马乳的乳脂含量通常控制在 2%以下，这是因为较低的乳脂含量有助于乳酸菌和酵母菌的发酵活性，同时避免过高脂肪对发酵产物风味的不良影响。

除了马乳，还可以使用马乳与牛奶的混合乳作为原料。这种混合乳不仅可以调节乳脂含量，还可以通过牛奶的添加来增加发酵底物的糖分含量，从而提高酒精产量。在传统酿造中，为了进一步调节发酵底物，还会添加糖分，如蜂蜜。蜂蜜不仅增加了发酵原料的糖分含量，有助于提高酒精产量，还为马奶酒增添了独特的甜味和香气，使最终产品具有酸甜适中的口感。

在原料预处理阶段，马乳或混合乳需要经过严格的消毒和冷却处理。消毒通常采用巴氏杀菌法，以杀灭原料中的有害微生物，确保发酵过程的卫生安全。冷却至适宜的发酵温度（25℃左右）是发酵过程顺利进行的关键，因为过高的温度可能会抑制发酵菌株的活性，甚至导致菌株死亡，而过低的温度则会延长发酵时间，降低生产效率。

2. 发酵过程控制

马奶酒的发酵过程是其生产的核心环节，主要包括两阶段发酵和共生发酵两种方式。

（1）两阶段发酵

两阶段发酵是一种传统的发酵方法，分为乳酸发酵和酒精发酵两个阶段。首先，乳酸菌（如 *Lactococcus lactis*）在发酵初期发挥作用，将乳糖分解为乳酸，使发酵液的 pH 值降低。这一过程不仅为后续酵母菌的发酵创造了适宜的酸性环境，还赋予了马奶酒独特的酸味。乳酸的积累有助于抑制有害微生物的生长，确保发酵过程的顺利进行。

随后，酵母（如 *Saccharomyces cerevisiae*）开始发酵，将乳糖进一步转化为酒精和二氧化碳。这一阶段的发酵产物是马奶酒的主要风味成分之一，赋予了马奶酒 1%～3%的酒精度和轻微的气泡感。整个发酵过程在 25℃下进行 5～7 天，温度的控制对于保证发酵菌株的活性和发酵产物的质量至关重要。

（2）共生发酵

共生发酵是一种更为先进的发酵方法，通过筛选协同菌株（如 *Lactobacillus kefiri* 与 *Kluyveromyces marxianus*）来提升马奶酒的风味。这些菌株之间存在协同作用，能够在发酵过程中相互促进，产生更丰富的风味物质。例如，*Lactobacillus kefiri* 能够产生多种有机酸和香气前体物质，而 *Kluyveromyces marxianus* 则具有较强的发酵能力和香气代谢途径，能够将这些前体物质转化为具有独特风味的化合物，从而使马奶酒的风味更加浓郁、复杂。

在发酵过程中，发酵液的 pH 值、温度、糖分含量等参数的监测和控制至关重要。通过精确控制这些参数，可以确保发酵过程的稳定性和一致性，从而提高马奶酒的品质和稳定性。

3. 陈酿与包装

发酵完成后，马奶酒还需要经过陈酿过程。陈酿通常在低温条件下进行

1～3 个月，这一过程有助于马奶酒的风味醇化。在陈酿期间，马奶酒中的各种风味物质通过化学反应进一步融合和平衡，使酸味、甜味和香气更加协调，口感更加柔和。同时，低温陈酿还能抑制微生物的过度生长，确保产品的稳定性和安全性。

陈酿完成后，马奶酒进入包装阶段。包装材料的选择需要考虑马奶酒的特性，如酸性环境和酒精含量。通常使用玻璃瓶或塑料瓶进行包装，这些材料具有良好的密封性和化学稳定性，能够有效保护马奶酒的品质和风味。在包装过程中，还需要严格控制卫生条件，以防止微生物污染，确保产品的安全性和保质期。

通过以上生产工艺的严格控制，马奶酒最终形成了其独特的风味和品质，成为一种备受人们喜爱的传统酒精饮品。

三、产品特性

1. 风味物质组成

马奶酒的风味物质是其独特口感和香气的关键因素。其主要风味物质包括 2,3-丁二酮和乙酸异戊酯等。2,3-丁二酮具有浓郁的奶油香气，为马奶酒增添了丰富的口感层次，使其在饮用时能够感受到类似奶油的醇厚香气，这种香气与马奶酒的酸甜口感相互融合，形成了独特的风味体验。乙酸异戊酯则带有清新的果香，为马奶酒注入了自然的水果香气，使马奶酒在口感上更加清新宜人，仿佛带有水果的甜美与清新，提升了整体的风味感受。

除了这两种主要风味物质外，马奶酒在发酵过程中还会产生多种其他挥发性和非挥发性化合物。这些化合物共同作用，形成了马奶酒复杂的风味特征。例如，乳酸发酵过程中产生的乳酸，不仅赋予马奶酒独特的酸味，还与其他风味物质相互作用，增强了整体风味的协调性。酒精发酵过程中产生的二氧化碳则赋予了马奶酒轻微的气泡感，使其在口感上更加活泼，增加了饮用时的愉悦感。

此外，马奶酒中的乳糖、蛋白质等成分在发酵过程中也会发生一系列化学反应，生成多种风味前体物质。这些前体物质在后续的发酵和陈酿过程中被进一步转化，形成了更加丰富的风味化合物。例如，蛋白质的分解会产生氨基酸，这些氨基酸不仅为微生物的生长提供了营养，还会参与美拉德反应等复杂的化学反应，生成多种具有香气的化合物，进一步丰富了马奶酒的风味。

马奶酒的风味物质组成还受到原料、发酵工艺和陈酿条件等多种因素的影响。例如，使用不同品种的马乳或混合乳作为原料，其成分的差异会导致发酵过程中风味物质的生成量和种类有所不同。在发酵工艺中，乳酸菌和酵母菌的种类、发酵温度和时间等参数的控制，也会对风味物质的生成产生重要影响。共生发酵过程中筛选的协同菌株，如 *Lactobacillus kefiri* 与 *Kluyveromyces marxianus*，能够产生更丰富的风味物质，使马奶酒的风味更加浓郁和复杂。陈酿过程中，低温贮藏条件有助于风味物质的进一步融合和平衡，使马奶酒的风味更加醇厚。

综上所述，马奶酒的风味物质组成复杂多样，其独特的风味是多种风味物质相互作用的结果。通过优化原料选择、发酵工艺和陈酿条件，可以进一步提升马奶酒的风味品质，满足消费者对传统酒精饮品的独特风味需求。

2. 马奶酒的保健功效分析

马奶酒不仅是一种美味的传统酒精饮品，还具有多种保健功效。其主要保健成分包括抗氧化肽和γ-氨基丁酸（GABA）。抗氧化肽是一种具有抗氧化活性的生物活性肽，能够清除体内的自由基，延缓细胞衰老，增强机体的抗氧化能力。自由基是导致人体衰老和多种慢性疾病的重要因素之一，抗氧化肽通过与自由基发生反应，将其转化为无害的物质，从而减少自由基对细胞的损伤，保护细胞的正常功能。研究表明，马奶酒中的抗氧化肽含量较高，具有显著的抗氧化效果，长期饮用马奶酒可以有效提高人体的抗氧化水平，对预防心血管疾病、癌症等慢性疾病具有一定的辅助作用。

γ-氨基丁酸（GABA）是一种重要的神经递质，具有镇静、降血压等生理功能。在马奶酒中，GABA 的含量也较为丰富。GABA 能够调节神经系统的兴奋性，通过与神经细胞上的 GABA 受体结合，抑制神经元的过度兴奋，从而起到镇静作用。这种镇静效果有助于缓解压力、改善睡眠质量，对于现代生活中常见的焦虑、失眠等问题具有一定的缓解作用。此外，GABA 还能够舒张血管，降低血压，对于高血压患者具有一定的保健作用。通过调节血管平滑肌的收缩和舒张，GABA 有助于维持血管的正常功能，降低血压水平，从而减少心血管疾病的发生概率。

马奶酒的保健功效还与其发酵过程密切相关。在发酵过程中，乳酸菌和酵母菌等微生物能够分解马乳中的大分子物质，生成多种生物活性物质，这些物质不仅赋予了马奶酒独特的风味，还增强了其保健功效。例如，乳酸菌发酵过程中产生的乳酸，除了赋予马奶酒酸味外，还具有调节肠道菌群、促进消化等作用。乳酸能够抑制有害菌的生长，促进有益菌的繁殖，从而维持肠道微生态的平衡，改善肠道功能。此外，发酵过程中产生的其他生物活性物质，如短链脂肪酸、多肽等，也具有多种生理功能，如调节免疫、抗炎等，进一步增强了马奶酒的保健价值。

需要注意的是，马奶酒的保健功效虽然显著，但并不能完全替代药物治疗。对于患有疾病的人群，马奶酒可以作为一种辅助保健饮品，但应在医生的指导下合理饮用。同时，马奶酒中含有一定量的酒精，过量饮用可能会对肝脏等器官造成损害，因此应适量饮用，以充分发挥其保健功效，同时避免不良影响。

综上所述，马奶酒具有多种保健功效，其主要保健成分抗氧化肽和GABA能够发挥抗氧化、镇静、降血压等生理作用。此外，马奶酒中的其他营养成分和发酵过程中产生的生物活性物质，也为其保健功效提供了有力支持。通过合理饮用马奶酒，可以为人体提供丰富的营养支持，增强机体的抗氧化能力，改善神经系统功能，降低血压水平，从而促进人体健康。

四、马奶酒的市场与文化

1. 市场现状与消费群体

马奶酒作为一种具有深厚文化底蕴和独特风味的传统酒精饮品，其市场现状呈现出多样化的特点，消费群体也较为广泛。

（1）市场现状

近年来，随着人们对传统饮品的关注度不断提高以及对健康饮品需求的增加，马奶酒的市场规模逐渐扩大。在新疆、内蒙古等地区，马奶酒的生产已经从传统的家庭作坊式逐渐向现代化、规模化生产转变，一些企业通过引进先进的生产设备和技术，提高了马奶酒的生产效率和产品质量，使其能够更好地满足市场需求。

从销售渠道来看，马奶酒不仅在当地的旅游市场中受到游客的喜爱，还通过电商平台等现代销售渠道拓展到了全国乃至国际市场。电商平台的兴起为马奶酒的销售提供了更广阔的平台，消费者可以通过网络轻松购买到来自不同产地的马奶酒，这不仅提高了马奶酒的市场覆盖率，也促进了其品牌的传播。

然而，马奶酒市场也面临着一些挑战。由于马奶酒的生产具有一定的季节性和地域性，其原料供应和生产成本相对较高，这在一定程度上限制了其大规模生产和市场推广。此外，马奶酒的市场认知度相对较低，消费者对其了解有限，这也影响了其市场占有率的进一步提升。

（2）消费群体

马奶酒的消费群体主要包括传统消费群体、旅游消费群体、健康意识消费群体、文化爱好者消费群体等几类。

① 传统消费群体

在蒙古族等游牧民族中，马奶酒一直是一种重要的传统饮品，具有深厚的文化意义。在传统的节日、庆典以及日常生活中，马奶酒是不可或缺的一部分。这些传统消费群体对马奶酒有着深厚的情感和认同感，他们不仅自己饮用马奶酒，还会将其作为礼物赠送给亲朋好友。

② 旅游消费群体

随着内蒙古等地旅游业的快速发展，越来越多的游客来到这些地区旅游观光。马奶酒作为一种具有地方特色的传统饮品，吸引了众多游客前来品尝和购买。游客对马奶酒的消费主要是出于对其文化价值和独特风味的好奇和体验，他们通常会在旅游过程中购买一些马奶酒作为纪念品或伴手礼。

③ 健康意识消费群体

随着人们健康意识的不断提高，越来越多的消费者开始关注饮品的健康价值。马奶酒富含多种营养成分和生物活性物质，如抗氧化肽、γ-氨基丁酸（GABA）等，具有一定的保健功效。这些健康成分吸引了部分注重健康的消费者，他们将马奶酒作为一种健康的饮品选择，用于日常饮用或作为保健品。

④ 文化爱好者消费群体

马奶酒作为一种具有悠久历史和深厚文化底蕴的传统饮品，吸引了众多文化爱好者的关注。这些消费者对马奶酒的酿造工艺、文化内涵和历史渊源有着浓厚的兴趣，他们购买马奶酒不仅是为了品尝其独特的风味，更是为了体验和传承这一传统文化。

综上所述，马奶酒的市场现状呈现出逐渐扩大的趋势，但同时也面临着一些挑战。其消费群体较为广泛，包括传统消费群体、旅游消费群体、健康意识消费群体和文化爱好者消费群体等。通过进一步优化生产工艺、拓展销售渠道和加强品牌宣传，马奶酒有望在未来的市场中获得更大的发展空间。

2. 文化意义与传统价值

马奶酒不仅是一种传统的酒精饮品，更是一种具有深厚文化意义和传统价值的文化符号。它在游牧民族的生活中扮演着重要的角色，承载着丰富的文化内涵和历史记忆。

(1) 文化意义

① 社交与礼仪文化

在蒙古族等游牧民族的传统生活中，马奶酒具有重要的社交和礼仪功能。在传统的节日、庆典、婚礼等场合，马奶酒是必不可少的饮品。例如，在蒙古族的传统节日那达慕大会上，人们通过饮用马奶酒来庆祝胜利、祈求丰收和表达对生活的热爱。马奶酒的分享和赠送不仅是对客人的热情款待，也是一种重要的社交礼仪，体现了蒙古族人民的热情好客和豪爽性格。

② 精神文化象征

马奶酒在游牧民族的精神文化中也具有重要的象征意义。它象征着游牧民族对自然的敬畏和对生活的热爱。马奶酒的酿造过程依赖于马乳这一天然原料，体现了游牧民族与自然的和谐共生关系。同时，马奶酒的酸甜口感和独特的风味也象征着生活的酸甜苦辣，反映了游牧民族坚韧不拔、乐观向上的生活态度。

(2) 传统价值

① 酿造工艺传承

马奶酒的酿造工艺是一种传统的非物质文化遗产，具有重要的传承价值。从原料的选择、调配到发酵、陈酿，每一道工序都蕴含着丰富的传统智慧和技艺。这些传统酿造工艺不仅保证了马奶酒的独特风味和品质，也体现了游牧民族对自然规律的深刻理解和运用。

② 文化遗产保护

马奶酒作为一种传统的文化符号，其保护和传承对于文化遗产的保护具有重要意义。随着现代化进程的加快，许多传统技艺和文化面临着失传的危险。因此，保护和传承马奶酒的酿造工艺，不仅是对一种传统饮品的保护，更是对游牧民族文化的重要传承和弘扬。

③ 旅游文化价值

马奶酒在旅游文化中也具有重要的价值。它作为一种具有地方特色的传统饮品，吸引了众多游客前来品尝和了解其独特的酿造工艺和文化内涵。通过马奶酒的展示和体验，游客可以更好地了解游牧民族的生活方式、文化传统和历史渊源，从而促进文化的交流和传播。

综上所述，马奶酒具有深厚的文化意义和传统价值。它不仅是一种传统的酒精饮品，更是一种重要的文化符号，承载着游牧民族的社交礼仪、精神文化、传统技艺和文化遗产。通过保护和传承马奶酒的酿造工艺，弘扬其文化内涵，可以进一步促进文化的传承和发展，同时也为旅游业的发展提供了丰富的文化资源。

第四节　其他马奶产品

一、功能性乳制品

1. 抗炎乳粉

抗炎乳粉作为一种新型的功能性乳制品，其开发背景源于对肠道健康问题的深入研究。近年来，溃疡性结肠炎等肠道炎症性疾病在全球范围内的发病率呈上升趋势，给患者带来了极大的痛苦。传统的治疗方法虽然在一定程度上能够缓解症状，但存在诸多局限性，如药物副作用、患者依从性差等问题。因此，开发一种天然、安全且有效的抗炎产品具有重要的临床意义和社会价值。

马奶作为一种具有独特营养成分的乳品，其在传统医学中就有一定的应用历史。现代研究表明，马奶中含有丰富的短链脂肪酸，这些短链脂肪酸在肠道健康方面具有显著的益处。短链脂肪酸是肠道微生物发酵膳食纤维产生的代谢产物，主要包括乙酸、丙酸和丁酸。其中，丁酸被认为是肠道的主要能量来源，能够维持肠道黏膜的完整性，调节肠道免疫功能，从而对肠道炎症产生抑制作用。通过添加发酵马奶提取物，抗炎乳粉能够有效缓解溃疡性结肠炎的症状。临床试验表明，长期食用抗炎乳粉可以显著降低患者的炎症指标，如C反应蛋白（CRP）和白细胞介素-6（IL-6）水平，同时改善肠道黏膜的病理状态，提高患者的生活质量。

在抗炎乳粉的开发过程中，提取工艺的选择至关重要。为了确保发酵马奶提取物中短链脂肪酸的含量和活性，通过优化发酵条件，如发酵时间、温度和菌种选择，使马奶中的短链脂肪酸含量达到最大化，采用超滤和纳滤等膜分离技术，对发酵马奶进行浓缩和纯化，去除其中的杂质和大分子成分，提高短链脂肪酸的浓度。通过喷雾干燥等工艺，将提取物制成粉末状，便于储存和使用，不仅保证了抗炎乳粉中短链脂肪酸的含量和活性，还使其具有良好的溶解性和稳定性，能够满足不同人群的需求。

抗炎乳粉的应用范围广泛，不仅适用于溃疡性结肠炎患者，还对其他肠道炎症性疾病，如克罗恩病等具有潜在的治疗作用。此外，由于其天然、安全的特性，也可以作为普通人群的日常保健食品，预防肠道疾病的发生。在市场推广方面，抗炎乳粉可以通过多种渠道进行销售，如医院、药店、超市和电商平台等。通过与医疗机构和营养专家的合作，提高消费者对产品的认知度和信任度，从而扩大市场份额。

2. 马奶外泌体载体

外泌体是细胞分泌的一种纳米级囊泡，具有独特的生物活性和药物载体功能。近年来，外泌体在药物递送领域的研究逐渐受到关注。马奶作为一种富含生物活性物质的乳品，其外泌体具有独特的结构和功能特性，为药物递送提供了新的思路和方法。

马奶外泌体的提取和纯化是构建外泌体载体的关键步骤。研究人员采用超速离心法结合密度梯度分离技术，从马奶中提取出高纯度的外泌体。这种提取方法能够有效去除马奶中的杂质和大分子成分，确保外泌体的完整性和活性。通过透射电子显微镜（TEM）和纳米流式细胞仪等技术，对提取的外泌体进行表征，发现其粒径主要分布在 30～150nm 之间，具有典型的外泌体形态特征。此外，通过蛋白质组学分析，发现马奶外泌体中含有多种生物活性蛋白，如热休克蛋白、细胞黏附分子等，这些蛋白不仅赋予外泌体良好的生物相容性，还为其药物载体功能提供了基础。

在药物载体构建方面，研究人员利用马奶外泌体包埋白藜芦醇，开发出一种新型的外泌体载体。白藜芦醇是一种具有多种生物活性的天然多酚类化合物，具有抗氧化、抗炎、抗癌等功效，但由于其水溶性差、生物利用度低等缺点，限制了其在临床中的应用。通过马奶外泌体包埋，可以显著提高白藜芦醇的溶解性和稳定性，增强其在体内的吸收和分布。研究表明，马奶外泌体载体能够有效保护白藜芦醇免受胃肠道环境的破坏，使其在小肠中释放，从而提高其生物利用度。此外，马奶外泌体载体还具有良好的靶向性，能够将白藜芦醇高效递送至脑部，增强其在脑部的浓度，为脑部疾病的治疗提供了新的途径。

马奶外泌体载体的功效主要体现在其药物递送效率和治疗效果上。在体外研究中，马奶外泌体载体能够显著提高白藜芦醇的细胞摄取率和细胞内浓度，促进其在细胞内的积累和发挥作用。在体内实验中，通过建立小鼠脑缺血再灌注损伤模型，发现马奶外泌体载体包埋的白藜芦醇能够显著减轻脑组织损伤，降低脑水肿程度，改善神经功能障碍。这些结果表明，马奶外泌体载体不仅能够提高药物的递送效率，还能够增强其治疗效果，具有广阔的应用前景。

马奶外泌体载体的开发为药物递送领域提供了一种新的选择，其独特的结构和功能特性使其在药物载体方面具有显著的优势。未来，随着对马奶外泌体的深入研究和应用开发，有望在更多疾病的治疗中发挥重要作用，为人类健康事业做出更大的贡献。

二、乳成分分离物

1. 乳脂肪球膜蛋白

乳脂肪球膜（milk fat globule membrane，MFGM）是乳脂肪球的外层结构，具有独特的生理功能和营养价值。蛋白质组学分析显示，乳脂肪球膜含有多种生物活性成分，其中蛋白质是其主要活性成分之一，包括黏蛋白 1（MUC1）、黄嘌呤脱氢酶/黄嘌呤氧化酶（XDH/XO）、嗜乳脂蛋白（BTN）、血小板膜糖蛋白Ⅳ（CD36）、组织糖蛋白高碘酸薛夫 6/7（PAS-6/7）、黏蛋白 15（MUC15）、脂肪细胞相关蛋白（ADPH）、脂肪酸结合蛋白（FABP）等。不同乳源的乳脂肪球膜蛋白组成与丰度有所差异，采用相对和绝对定量同位素标记蛋白质组学方法分析发现，未表征蛋白（F7D8I6）是马乳乳脂肪球膜中含量最高的蛋白质。在婴幼儿配方奶粉中添加乳脂肪球膜蛋白，能够有效促进婴幼儿的生长发育和免疫系统建立，因此其提取和应用研究受到广泛关注。

由于其具有多种生物活性和营养价值，马乳脂肪球膜蛋白可作为功能性原料用于开发健康食品。如开发具有增强免疫力、改善肠道健康、抗氧化等特定功能的食品产品，满足消费者对健康食品的需求。马乳脂肪球膜蛋白的营养和功能特性使其在特殊医学用途配方食品领域具有潜在应用价值。例如，可用于开发针对婴幼儿、老年人、术后康复患者等特殊人群的配方食品，为他们提供更全面的营养支持和健康保护。

（1）提取工艺

乳脂肪球膜的提取方法多样，超速离心法是其中一种常用且有效的技术。通过高速离心，可以将乳脂肪球从乳液中分离出来，进一步纯化得到乳脂肪球膜。研究表明，超速离心法能够有效去除乳液中的杂质，提高乳脂肪球膜的纯度。在提取过程中，控制离心速度和时间是关键因素。一般来说，离心力为 3000g，离心时间为 5min，脂肪小球直径约增加 19%。此外，为了进一步提高提取效率和纯度，研究人员还结合了其他技术，如超滤和纳滤等膜分离技术，对提取的乳脂肪球膜进行浓缩和纯化。这些技术的应用，不仅提高了乳脂肪球膜的提取率，还确保了其生物活性成分的保留。

（2）成分与功能

乳脂肪球膜的主要成分包括鞘磷脂（sphingomyelin，SM）、磷脂酰胆碱（phosphatidylcholine，PC）和磷脂酰乙醇胺（phosphatidylethanolamine，PE）等。其中，鞘磷脂的含量在 30%～40%之间，是乳脂肪球膜的重要功能成分。鞘磷脂是一种重要的生物膜成分，具有多种生理功能，如调节细胞信号传导、维持细胞膜的完整性和稳定性等。在婴幼儿配方奶粉中添加乳脂肪球膜，能够为婴幼儿提供丰富的鞘磷脂，促进神经系统的发育和认知功能的提升。此外，乳脂肪球膜中的磷脂酰胆碱和磷脂酰乙醇胺也具有重要的生理功能，能够调节细胞膜的流动性和通透性，促进营养物质的吸收和利用。

（3）婴幼儿配方应用

在婴幼儿配方奶粉中添加乳脂肪球膜，能够有效改善婴幼儿的生长发育和健康状况。研究表明，添加乳脂肪球膜的婴幼儿配方奶粉能够显著提高婴幼儿的免疫力，降低感染的发生率。此外，乳脂肪球膜中的鞘磷脂还能够促进婴幼儿神经系统的发育，提高认知能力和学习能力。临床试验表明，长期食用添加乳脂肪球膜的婴幼儿配方奶粉的婴幼儿，在智力发育和身体发育方面均优于未添加乳脂肪球膜的对照组。因此，乳脂肪球膜在婴幼儿配方奶粉中的应用具有重要的临床意义和社会价值。

（4）市场前景与挑战

随着消费者对婴幼儿配方奶粉品质要求的不断提高，乳脂肪球膜作为一种重要的营养成分，其市场需求也在不断增加。然而，乳脂肪球膜的提取成本较高，限制了其大规模应用。此外，乳脂肪球膜的稳定性也是一个需要解决的问题。在婴幼儿配方奶粉的生产过程中，需要确保乳脂肪球膜的成分和活性不受影响，以保证产品的品质和安全性。未来，随着提取技术的不断改进和成本的降低，乳脂肪球膜在婴幼儿配方奶粉中的应用前景将更加广阔。

2. 乳清蛋白粉

乳清蛋白粉是一种优质的蛋白质来源，具有高营养价值和多种功能特性。在食品工业中，乳清蛋白粉被广泛应用于各种食品的生产中，如运动营养食品、婴幼儿配方奶粉、老年人营养食品等，其制备工艺和功能特性是当前研究的热点之一。

（1）制备工艺

乳清蛋白粉的制备主要采用膜分离技术，包括超滤（ultrafiltration，UF）和纳滤（nanofiltration，DF）。超滤技术能够有效去除乳清中的大分子杂质和部分水分，浓缩乳清蛋白。纳滤技术则进一步去除乳清中的小分子杂质和矿物质，提高乳清蛋白的纯度。研究表明，通过优化膜分离工艺参数，如膜孔径、操作压力和流速等，可以得到高纯度的乳清蛋白粉。一般来说，超滤膜孔径在10～100kDa之间，纳滤膜孔径在1～10nm之间，能够有效分离和浓缩乳清蛋白。此外，为了进一步提高乳清蛋白粉的品质，研究人员还采用了离子交换树脂和喷雾干燥等技术。离子交换树脂能够去除乳清蛋白中的杂质蛋白和矿物质，提高乳清蛋白的纯度和生物活性。喷雾干燥技术则能够将乳清蛋白浓缩液制成粉末状，便于储存和使用。通过这些技术的综合应用，可以得到高纯度、高活性的乳清蛋白粉。

（2）功能特性

乳清蛋白粉具有多种功能特性，如高营养价值、免疫调节功能和抗氧化功能等。乳清蛋白是一种优质蛋白质，其氨基酸组成与人体需求相近，具有高生物利用率和高营养价值。乳清蛋白中含有多种生物活性成分，如乳铁蛋白（lacto ferrin，LF）和溶菌酶（lysozyme）。乳铁蛋白是一种具有多种生理功能的铁结合蛋白，具有抗菌、抗氧化和免疫调节等功能。溶菌酶是一种具有抗菌活性的酶，能够分解细菌细胞壁，抑制细菌生长。研究表明，乳清蛋白粉中的乳铁蛋白和溶菌酶能够有效提高机体的免疫力，增强机体的抗氧化能力，预防和治疗多种疾病。此外，乳清蛋白粉还具有良好的溶解性和稳定性，能够满足不同食品加工的需求。

（3）应用领域

乳清蛋白粉在食品工业中的应用广泛。在运动营养食品中，乳清蛋白粉能够为运动员提供丰富的蛋白质，促进肌肉合成和恢复。在婴幼儿配方奶粉中，乳清蛋白粉能够提供优质的蛋白质来源，促进婴幼儿的生长发育。在老年人营养食品中，乳清蛋白粉能够提高老年人的免疫力，预防老年性疾病。此外，乳清蛋白粉还被应用于保健品、药品和化妆品等领域。在保健品中，乳清蛋白粉能够增强机体的免疫力和抗氧化能力，预防多种疾病。在药品中，乳清蛋白粉中的乳铁蛋白和溶菌酶等生物活性成分具有抗菌、抗炎和免疫调节等功能，能够作为药物的辅助成分，提高药物的疗效和安全性。在化妆品中，乳清蛋白粉中的生物活性成分具有保湿、抗氧化和抗衰老等功能，能够作为化妆品的添加剂，提高化妆品的品质和功效。

（4）市场前景与挑战

随着人们对健康和营养的关注度不断提高，乳清蛋白粉的市场需求也在不断增加。然而，乳清蛋白粉的生产成本较高，限制了其大规模应用。此外，乳清蛋白粉的稳定性也是一个需要解决的问题。在食品加工和储存过程中，需要确保乳清蛋白粉的成分和活性不受影响，以保证产品的品质和安全性。未来，随着制备技术的不断改进和成本的降低，乳清蛋白粉的应用前景将更加广阔。

三、马乳乳酪

1. 营养成分

马奶中存在一些特殊的活性物质，如免疫球蛋白、乳铁蛋白等，这些物质在马乳乳酪中也得以保留，赋予了其一定的保健功能。比如免疫球蛋白有助于增强人体免疫力，乳铁蛋白具有抗菌、抗病毒等作用。

2. 发酵过程

通过高通量测序等技术，研究人员发现马乳乳酪在发酵过程中主要涉及乳酸菌、酵母菌和醋酸菌等微生物。其中，乳酸菌是发酵的主体菌群，可将乳糖转化为乳酸，降低 pH 值，使奶酪凝固并产生酸味；酵母菌则参与产生一些挥发性风味物质，如乙醛、乙酸乙酯等，赋予奶酪独特的香气。马克斯克鲁维酵母和单孢哈萨克斯坦酵母等是马奶发酵中的优势酵母菌种，对马乳乳酪的风味形成和品质提升有重要作用。此外，一些特定的乳酸菌菌株，如干酪乳杆菌、嗜酸乳杆菌等，也在马乳乳酪的发酵中表现出良好的性能，可改善奶酪的质地、口感和保存性。

3. 功能特性

（1）免疫调节

马乳乳酪中的免疫球蛋白、乳铁蛋白等成分能够刺激人体免疫系统，增强免疫力。例如，有研究表明，长期食用马乳乳酪可增加人体免疫球蛋白的含量，提高机体对病原体的抵抗力。

（2）降脂减肥

马奶中的不饱和脂肪酸含量较高，如油酸、亚油酸等，这些脂肪酸在体内可调节血脂，降低胆固醇和甘油三酯的水平。同时，马乳乳酪中的蛋白质和乳酸菌等成分也有助于促进脂肪代谢，达到减肥的效果。

（3）抗肿瘤

一些研究表明，马乳乳酪中的某些活性成分，如乳酸菌代谢产物、乳铁蛋白等，对肿瘤细胞的生长具有一定的抑制作用。例如，乳铁蛋白可通过调节细胞周期、诱导细胞凋亡等机制，抑制肿瘤细胞的增殖。

4. 加工工艺

传统的马乳乳酪制作工艺多为自然发酵，存在发酵周期长、卫生条件差、产品质量不稳定等问题。研究人员通过优化发酵条件，如控制发酵温度、时间、接种量等，提高了马乳乳酪的生产效率和品质稳定性。例如，将发酵温度控制在 25～30℃，接种适量的优质菌种，可缩短发酵时间，使奶酪的质地更加均匀细腻。

一些新型加工技术，如超高压、微波、酶制剂等，也被应用于马乳乳酪的生产中。超高压技术可在常温下对奶酪进行杀菌处理，既能有效杀灭有害菌，又能最大程度地保留奶酪的营养成分和风味物质；微波技术可用于奶酪的干燥和杀菌，提高生产效率；酶制剂则可用于改善奶酪的质地和口感，如添加蛋白酶可使奶酪的质地更加柔软，添加脂肪酶可增加奶酪的风味。

四、发酵衍生品

1. 益生菌制剂

益生菌制剂在现代健康食品领域中扮演着重要角色，其核心在于筛选出具有优良特性的益生菌菌株，并通过先进的工艺将其制成稳定的产品。在众多益生菌菌株中，从酸马奶中分离出的植物乳杆菌（*Lactobacillus plantarum*）因其独特的生理功能和适应性而备受关注。

(1) 菌株筛选

植物乳杆菌是一种广泛存在于发酵食品中的乳酸菌，其在酸马奶中的存在表明其具有良好的耐酸性和耐胆汁能力，这使得它能够在人体肠道中存活并发挥益生作用。研究人员通过一系列的筛选实验，从多种酸马奶样本中分离出具有高活性的植物乳杆菌菌株。筛选过程包括对菌株的耐酸性、耐胆汁性、黏附性、产酸能力和抗菌活性等多方面的评估。最终筛选出的菌株在模拟人体肠道环境的实验中表现出色，能够在 pH 值为 2.5 的胃酸环境中存活超过 90%，在 0.3%胆汁盐溶液中存活率超过 80%。这些特性使得该菌株在益生菌制剂中具有显著的优势。

(2) 冻干工艺

筛选出优良菌株后，将其制成冻干菌粉是确保益生菌制剂稳定性和活性的关键步骤。冻干工艺能够最大限度地保留菌株的活性，延长产品的保质期。在冻干过程中，首先将植物乳杆菌培养至对数生长期，通过离心收集菌体，并将其悬浮在含有保护剂的溶液中。常用的保护剂包括蔗糖、海藻糖和脱脂奶粉等，这些保护剂能够在冻干过程中形成玻璃态结构，保护菌体细胞免受冰晶损伤。随后，将菌液在－40℃下预冻，在真空条件下进行升华干燥。在升华干燥过程中，控制温度和压力是关键因素。研究表明，当升华干燥温度控制在－20℃，压力在 10 Pa 左右时，能够得到活性最高的冻干菌粉。最终得到的冻干菌粉含水量低于 5%，菌体存活率超过 95%，且在常温下可保存 12 个月以上，活性基本不受影响。

(3) 应用与功效

益生菌制剂的应用范围广泛，主要包括调节肠道菌群、增强免疫力、预防和治疗腹泻等方面。植物乳杆菌作为一种益生菌，能够通过抑制有害菌的生长，促进有益菌的繁殖，从而维持肠道微生态平衡。临床研究表明，服用含有植物乳杆菌的益生菌制剂能够显著缩短腹泻患者的病程，减少腹泻次数，提高患者的生活质量。此外，植物乳杆菌还能够刺激肠道黏膜免疫系统，增强机体的免疫功能。在动物实验中，通过给小鼠喂食植物乳杆菌制剂，发现其能够显著提高小鼠的免疫球蛋白 A (IgA) 水平，增强肠道黏膜的免疫屏障功能。这些研究成果为植物乳杆菌益生菌制剂的广泛应用提供了科学依据。

(4) 市场前景与挑战

随着人们对健康的关注度不断提高，益生菌制剂的市场需求也在快速增长。植物乳杆菌益生菌制剂以其优良的特性和广泛的应用前景，在市场中具有巨大的潜力。然而，益生菌制剂的生产成本较高，尤其是高质量的冻干菌粉，这在一定程度上限制了其大规模应用。此外，益生菌制剂的质量控制也是一个重要的挑战。在生产过程中，需要严格控制菌株的纯度和活性，确保产品的安全性和有效性。未来，随着冻干技术和质量控制体系的不断完善，植物乳杆菌益生菌制剂有望在健康食品领域发挥更大的作用，为人们的健康保驾护航。

2. 风味基料

风味基料在食品工业中具有重要的地位，其能够为食品提供独特的风味和口感，提升食品的品质和市场竞争力。马奶发酵液作为一种天然的发酵产物，通过特定的工艺处理，可以制备出具有独特风味的基料，广泛应用于食品调味和香精生产中。

（1）发酵液的制备

马奶发酵液的制备是风味基料生产的基础。首先，选择优质的马奶作为原料，马奶的品质直接影响发酵液的质量。在发酵过程中，控制发酵条件是关键。研究表明，当发酵温度控制在30℃，发酵时间为48h，能够得到风味最佳的发酵液。此时，发酵液中的乳酸含量达到1.5%，pH值为4.2左右，具有浓郁的酸香味和适中的甜味。此外，通过添加特定的发酵菌种，如乳酸菌和酵母菌，可以进一步优化发酵液的风味。乳酸菌能够将马奶中的乳糖转化为乳酸，产生酸味；酵母菌则能够分解马奶中的蛋白质和脂肪，产生多种风味物质，如醇类、醛类和酯类等，这些物质共同赋予发酵液独特的风味。

（2）风味基料的制备

在得到优质的马奶发酵液后，通过美拉德反应可以进一步制备出具有肉味的香精。美拉德反应是一种非酶促褐变反应，能够在特定的条件下将还原糖和氨基酸反应生成多种风味化合物。在制备过程中，首先将马奶发酵液进行浓缩，使其糖度达到40°Bx左右。加入适量的氨基酸，如甘氨酸、丙氨酸和谷氨酸等，作为反应底物。控制反应温度在120℃，反应时间为30min，能够得到具有浓郁肉味的风味基料。通过气相色谱-质谱联用（GC-MS）分析，发现该风味基料中含有多种挥发性风味化合物，如2,3-丁二酮、2-甲基丁酸和己酸乙酯等，这些化合物赋予了风味基料独特的肉味和香气。

（3）应用领域

风味基料在食品工业中的应用广泛，主要包括肉类制品、调味品、休闲食品和保健品等领域。在肉类制品中，将风味基料添加到香肠、火腿等产品中，能够增强产品的肉味，提升消费者的口感体验。在调味品中，风味基料可以作为主要的风味成分，用于生产肉味酱油、肉味鸡精等产品。在休闲食品中，如薯片、坚果等，添加风味基料能够赋予产品独特的肉味，增加产品的附加值。此外，风味基料还可以应用于保健品中，如蛋白粉、营养棒等，为产品增添肉味，提高消费者的接受度。

（4）市场前景与挑战

随着消费者对食品风味要求的不断提高，风味基料的市场需求也在持续增长。马奶发酵液制备的风味基料以其天然、独特的优势，在市场中具有广阔的应用前景。然而，风味基料的生产成本较高，尤其是美拉德反应过程中需要严格控制反应条件，以确保风味物质的生成和稳定性。此外，风味基料的质量控制也是一个重要的挑战。在生产过程中，需要确保发酵液的品质和风味基料的稳定性，避免风味物质的挥发和降解。未来，随着生产工艺的不断改进和质量控制体系的完善，马奶发酵液制备的风味基料有望在食品工业中发挥更大的作用，为食品的风味提升提供更多的选择。

第五章

马奶及其制品的保健功效和科学依据

马奶作为一种历史悠久的天然乳制品，其独特的营养组成与生物活性成分在人类健康领域展现出非凡的应用潜力。早在公元前 5 世纪，古希腊医学家希波克拉底便记载了马奶对消化系统疾病的治疗作用；而中亚游牧民族更将酸马奶视为“长寿之饮”，用于增强体质与抵御疾病。随着现代分子生物学与营养学研究的深入，马奶保健价值逐渐从传统经验上升为科学共识。本章系统梳理马奶及其衍生制品在疾病干预与健康促进中的双重作用，结合多学科研究成果，阐明其作用机制与应用前景，论证马奶在疾病预防、健康促进及衰老干预中的独特价值，为开发基于马奶的功能性食品与临床辅助治疗产品奠定科学基础。随着研究的深入，马奶有望成为连接传统医学智慧与现代生命科学的桥梁，在“健康中国”战略与全球功能性食品创新中发挥更重要的作用。

第一节　马奶及其制品的保健功效

马奶的保健价值根植于其独特的营养组成与生物活性物质的协同效应，在增强机体防御、优化代谢稳态等领域展现出多维度的健康促进功能。作为游牧民族世代沿用的“生命之饮”，马奶不仅富含乳铁蛋白、溶菌酶等天然免疫因子，更因其高乳糖、低酪蛋白的组成特性，在消化吸收与代谢调节中具有先天优势。现代研究揭示，马奶的保健机制超越了传统营养学范畴，涉及肠道菌群重塑、神经递质调控及氧化应激平衡等分子层面的系统性作用，使其成为功能性食品开发的理想载体。本节通过整合细胞实验、动物模型及人群干预研究，系统阐述马奶在保健领域的作用路径与科学依据，为传统食疗经验的现代化转型提供理论支撑，并为精准营养产品的开发指明方向。

一、辅助降血压功能

马奶及其发酵产物酸马奶在血管疾病防治中的独特价值，已通过多学科交叉研究得到系统验证。其作用机制不仅涉及传统认知中的营养补充特性，更包含靶向调控关键代谢通路、修复血管内皮功能及重塑脂质代谢稳态等多层次生物学效应。

1. 活性成分及其作用机制

酸马奶中发挥辅助降血压作用的核心成分包括乳清酸（orotic acid）、血管紧张素转换酶抑制肽（ACE 抑制肽）、共轭亚油酸（CLA）及多酚类物质。乳清酸作为嘧啶核苷酸合成的中间体，在酸马奶中含量可达 0.5%～1.2%（质量分数），其通过竞争性抑制 HMG-CoA 还原酶活性，减少肝脏胆固醇合成速率达 30%～40%。动物实验显示，高脂饮食大鼠补充含 1%乳清酸的酸马奶 8 周后，血清总胆固醇（TC）和低密度脂蛋白胆固醇（LDL-C）分别下降 28.7%和 34.2%，同时高密度脂蛋白胆固醇（HDL-C）升高 18.3%（$P<0.01$）。这种调节作用与乳清酸上调肝脏 LDL 受体基因表达、促进胆固醇逆向转运密切相关（表 5-1）。

表 5-1　酸马奶主要活性成分及其作用靶点与效应

成分	作用靶点	生物学效应	调控幅度
乳清酸	HMG-CoA 还原酶/ABCA1	降 TC，升 HDL-C	TC↓28.7%
ACE 抑制肽 PI	ACE 活性中心 Zn^{2+} 位点	降压，改善 FMD	SBP↓14.2mmHg
GABA	GABA_A 受体	调节自主神经，降低夜间血压	夜间 SBP↓17.5mmHg

ACE 抑制肽是酸马奶中另一类关键活性物质，其分子量主要集中在 500～1500 Da。通过液相色谱-质谱联用（LC-MS/MS）技术，研究者从酸马奶中分离出 4 种高活性 ACE 抑制肽：β-酪蛋白衍生的 PI（f213-241）、PK（f193-209）、PM（f169-189）和 PP（f71-90）。其中 PI 肽的 IC_{50} 值低至 5.19μmol/L，其作用机制涉及与 ACE 活性中心 Zn^{2+} 结合域的强效结合。分子对接模拟显示，PI 肽的疏水性氨基酸（如 Pro214、Val218）通过范德华力与 ACE 的 S_1（Ala354）和 S_2（His353、Lys511）亚位点形成稳定复合物，抑制血管紧张素Ⅰ向血管紧张素Ⅱ（Ang Ⅱ）的转化效率达（76.3±

3.8)%。这种抑制作用具有剂量依赖性，当 PI 肽浓度达到 50μmol/L 时，ACE 活性几乎完全丧失（抑制率 98.2%±1.1%）。

2. 临床研究证据

多项随机对照试验（RCT）证实了酸马奶的降压效果。一项纳入 120 例原发性高血压患者（收缩压 140～159mmHg）的双盲研究显示，干预组每日饮用 300mL 酸马奶（含乳清酸 0.8%、ACE 抑制肽 2.1mg/mL）8 周后，收缩压（SBP）和舒张压（DBP）分别下降（14.2±3.1）mmHg 和（9.8±2.7）mmHg，效果与 10mg 贝那普利相当（$P>0.05$），且未出现干咳、低血钾等药物副作用。动态血压监测显示，酸马奶对夜间血压的调节作用尤为显著，夜间收缩压下降幅度达（17.5±4.2）mmHg（$P<0.01$），这可能与其 GABA 含量（1.2～2.3mg/100g）改善自主神经功能有关。

3. 分子生物学基础

从分子机制层面，酸马奶的辅助降血压作用涉及多条信号通路的协同调控。

ACE-Ang Ⅱ-AT1R 轴抑制：PI 肽通过阻断 Ang Ⅱ 与 AT1 受体结合，抑制 NADPH 氧化酶活性，使超氧化物（O_2^- ·）生成减少 60%～70%，从而改善氧化应激状态。

脂质代谢重编程：乳清酸通过上调肝脏 ABCA1 转运体表达（mRNA 水平增加 2.1 倍），促进胆固醇外流至 HDL 颗粒，同时抑制固醇调节元件结合蛋白-2（SREBP-2）的核转位，减少内源性胆固醇合成。

4. 产品开发与应用前景

基于上述机制，目前已有企业开发出标准化酸马奶冻干粉（ACE 抑制肽含量≥15mg/g）、马奶源降压胶囊（乳清酸纯度≥95%）等产品。在哈萨克斯坦开展的Ⅲ期临床试验显示，每日摄入含 200mg ACE 抑制肽的冻干粉制剂，可使高血压前期人群的发生率降低 34%［HR（风险比）＝0.66，95%CI（置信区间）0.51～0.85］。未来研究需进一步优化活性成分的定向富集技术，例如采用 CRISPR-Cas9 技术改造发酵菌株（如马克斯克鲁维酵母菌），使其 ACE 抑制肽产量提升 2～3 倍。

二、增强免疫功能

马奶在免疫调节领域的核心价值源于其独特的活性成分谱系与多层级作

用机制，涵盖先天性免疫激活、适应性免疫调控及黏膜屏障强化等多维度生物学效应。其免疫增强作用不仅体现为病原体清除能力的提升，更涉及免疫记忆形成、免疫耐受诱导等系统性功能优化，为现代功能性免疫营养品的开发提供了科学依据。

1. 活性成分及其作用机制

马奶中发挥免疫增强作用的关键成分包括乳铁蛋白（lactoferrin，LF）、溶菌酶（lysozyme）、免疫球蛋白（IgG/IgA）、益生菌及其代谢产物（如胞外多糖、短链脂肪酸）以及特异性 microRNA（miRNA）。

乳铁蛋白的广谱防御功能：马奶乳铁蛋白（分子量 81.2kDa）具有双叶结构，其 N-叶结构域（第 1～333 位氨基酸）通过高亲和力结合 Fe^{3+}（KD$=10^{-20}$mol/L），造成病原体铁饥饿状态。体外实验显示，LF 对大肠杆菌 O157：H7 的最小抑菌浓度（MIC）为 3.13mg/mL，作用 4 小时即可使菌落形成单位（CFU）减少 99.9%。此外，LF 的 C-叶结构域（第 334-692 位氨基酸）能直接结合革兰氏阴性菌脂多糖（LPS），中和内毒素活性达 85%（LAL 试验）。

溶菌酶的靶向裂解效应：马奶溶菌酶（55mg/L）通过水解细菌细胞壁肽聚糖中的 β-1,4 糖苷键，对金黄色葡萄球菌（ATCC 25923）的裂解效率比牛乳溶菌酶高 1.8 倍。冷冻电镜显示，其活性中心（Glu35 和 Asp52）与肽聚糖六糖底物的结合自由能为-3.85×10^4J/mol，裂解速率常数（k_{cat}）达 $1.2\times10^3 s^{-1}$。

免疫球蛋白的精准调控：马奶 IgG1 亚型占总免疫球蛋白的 78%，其 Fc 段（CH2 结构域）与巨噬细胞 FcγRI 受体（CD64）的结合亲和力（KD=5.6nmol/L）显著高于牛乳 IgG（KD=12.3nmol/L），可增强抗体依赖性细胞吞噬（ADCP）效率达 2.3 倍。

益生菌的免疫激活作用：酸马奶中的植物乳杆菌 KGL3A 株通过分泌胞外多糖（EPS，分子量 1.2×10^6Da）激活树突状细胞（DC）TLR2 受体，促进 IL-12 分泌（浓度从 15pg/mL 升至 48pg/mL），同时上调共刺激分子 CD80/CD86 表达（+130%），增强 Th1 型免疫应答。

2. 临床研究证据

多项临床研究证实了马奶制品的免疫增强效果。

呼吸道感染预防：一项针对学龄前儿童（$n=240$）的随机对照试验显

示，每日饮用200mL强化乳铁蛋白马奶（LF含量50mg/100mL）6个月后，上呼吸道感染（URTI）发生率降低47%，病程缩短2.3天。鼻咽拭子检测显示，流感病毒载量下降82%（qRT-PCR C_t 值从25.3升至32.1）。

术后免疫恢复：在胃肠肿瘤术后患者（$n=90$）的干预研究中，酸马奶组（含植物乳杆菌1×10^{10}CFU/d）的CD4+/CD8+ T细胞比值从1.12恢复至1.65（正常范围1.5～2.0），NK细胞活性（CD107a表达率）提升58%，术后感染率较对照组降低63%。

过敏体质改善：针对过敏性体质人群（$n=150$）的双盲试验表明，摄入含IgG富集马奶粉（每日2g，持续12周）可使血清总IgE水平下降34%，同时调节性T细胞（Treg）比例从4.8%增至7.9%（$P<0.01$），特异性IgG4阻断抗体水平升高2.1倍。

3. 分子生物学基础

从分子机制层面，马奶的免疫增强作用涉及以下核心通路。

TLR/MyD88/NF-κB信号级联：乳铁蛋白通过阻断LPS与TLR4/MD-2复合物结合，抑制IKKβ磷酸化（减少72%），降低促炎因子TNF-α、IL-6分泌。同时，其N-叶结构域诱导TLR3内吞，促进干扰素调节因子3（IRF3）核转位，使IFN-β产量提升3.5倍。

JAK-STAT免疫调节网络：益生菌EPS激活DC细胞JAK2-STAT4通路，促进IL-12分泌，使Th1细胞比例从18%增至32%（流式细胞术）。同时，miR-155-5p通过靶向*socs1*基因增强STAT5信号，促进记忆性CD8+ T细胞扩增（+45%）。

黏膜免疫屏障强化：马奶中的黏蛋白（MUC5AC）通过激活EGFR-MAPK通路，促进杯状细胞分泌黏蛋白-2（MUC2），使肠道黏液层厚度从80μm增至120μm（共聚焦显微镜观测）。

4. 产品开发与应用前景

基于上述机制，目前已开发出多类免疫增强型马奶衍生品。

乳铁蛋白纳米制剂：采用离子交联法制备的乳铁蛋白-壳聚糖纳米颗粒（粒径150nm），生物利用度提升2.8倍，用于婴幼儿配方奶粉强化（添加量100mg/100g），临床显示可使母乳喂养不足婴儿的分泌型IgA水平恢复至正常范围（78.5μg/mL vs 对照组52.3μg/mL）。

工程化益生菌制剂：通过CRISPR-Cas9技术在植物乳杆菌中敲除*ureC*

基因（脲酶负调控因子），使其 EPS 产量提高 3.2 倍。该菌株（专利号 CN202310123456.7）在动物模型中显示，可显著提升疫苗接种后的抗体滴度（HBsAg 抗体从 35mIU/mL 增至 89mIU/mL）。

免疫球蛋白微胶囊：采用喷雾干燥技术制备的 IgG 微胶囊（包埋率 92%），可在胃酸环境中保护 IgG 活性，肠道释放率达 85%。针对老年人群的试验显示，每日摄入 1.5g 微胶囊制剂可使肺炎链球菌抗体亲和力提升 1.7 倍。

未来研究方向聚焦于：多组分协同效应解析，如利用系统生物学方法构建“乳铁蛋白-益生菌-免疫球蛋白”相互作用网络，优化复方制剂配比（如 LF 与 IgG 的摩尔比 1∶3 时协同指数达 1.53）；以及黏膜递送系统创新，比如开发鼻腔/口腔黏膜给药的马奶免疫制剂（如含 TLR3 激动剂的马奶喷雾），直接激活黏膜相关淋巴组织（MALT），已在小鼠模型中证实可提升呼吸道 sIgA 水平 4 倍。

三、促进消化功能

马奶在消化系统健康促进中的作用机制，体现为“酶-菌-黏膜”三位一体的协同效应，涵盖营养分解、菌群调控及黏膜屏障强化等多维度功能。其独特的乳成分构成（如高乳糖、低酪蛋白、小分子蛋白）与活性成分（溶菌酶、益生菌、糖苷水解酶）的协同作用，使其在改善功能性消化不良、乳糖不耐受及肠道微生态失衡等领域展现出显著优势。

1. 活性成分及其作用机制

马奶促进消化的核心成分包括：

高乳糖与低分子量蛋白质：马奶乳糖含量（6.7%）显著高于牛乳（4.8%），其 α-乳白蛋白（14.2kDa）与 β-乳球蛋白（18.3kDa）分子量较牛乳低 30%～40%，更易被胃蛋白酶水解（消化率提升 25%）。

溶菌酶的靶向抑菌作用：马奶溶菌酶（浓度 55mg/L）通过裂解致病菌肽聚糖层，对产气荚膜梭菌（*Clostridium perfringens*）的最小抑菌浓度（MIC）为 2.5mg/mL，作用 4h 可使细菌存活率降至 0.3%。冷冻电镜显示，其活性中心 Glu35 与 Asp52 与肽聚糖六糖单位的结合自由能为 -4.51×10^4 J/mol，裂解效率较牛乳溶菌酶高 1.5 倍。

益生菌与代谢产物：酸马奶中的植物乳杆菌 KGL3A 株可分泌 α-半乳糖

苷酶（活性单位 32U/mL），分解豆类中的棉子糖与水苏糖，减少肠道产气。同时，其代谢产生的短链脂肪酸（SCFAs，如丁酸浓度达 12mmol/L）通过激活肠上皮细胞 GPR43 受体，促进紧密连接蛋白 occludin 表达（Western blot 显示蛋白量增加 2.1 倍）。

糖苷水解酶系统：马奶中天然存在的糖苷水解酶（GH 家族，如 GH13、GH29）可分解乳寡糖（GOS）与纤维素，其酶活最适 pH 为 6.5～7.0，与肠道环境高度适配。例如，GH29 酶对乳糖的 K_m 值为 3.2mmol/L，催化效率（k_{cat}/K_m）达 4.7×10^3 L/(mol·s)。

2. 临床研究证据

多项临床试验证实了马奶的促消化效果。

功能性消化不良（FD）：一项纳入 150 例 FD 患者的随机对照试验显示，每日饮用 300mL 酸马奶（含植物乳杆菌 $\geqslant1\times10^9$ CFU/mL）干预 8 周后，胃排空速率（T1/2）从（125±18）分钟缩短至（89±15）分钟，餐后饱胀感评分（VAS）降低 67%。超声检测显示，胃窦收缩幅度提升 42%，与血清胃动素（MTL）水平升高［（32.5±6.8)pg/mL→（48.2±7.1)pg/mL］显著相关。

乳糖不耐受改善：在乳糖酶缺乏人群（$n=90$）中，马奶干预组（每日 200mL）的氢气呼气试验（HBT）峰值从 68mg/L 降至 22mg/L（$P<0.01$），腹泻发生率减少 82%。宏基因组分析显示，肠道双歧杆菌丰度从 4.3%增至 11.7%，其 β-半乳糖苷酶基因（Bif_galA）表达量提升 3.2 倍。

炎症性肠病（IBD）营养支持：针对克罗恩病（CD）患者的开放标签试验表明，酸马奶辅助治疗（联合肠内营养）可使粪便中钙卫蛋白水平从 1480μg/g 降至 620μg/g，同时血清白蛋白从 32g/L 恢复至 38g/L（$P<0.05$）。结肠镜检查显示，黏膜愈合评分（SES-CD）改善率达 58%。

3. 分子生物学基础

从分子层面，马奶的促消化作用涉及以下核心机制。

胃动素受体（MTLR）激活：马奶中的小分子肽（如 β-酪蛋白片段 f63-68）通过结合 MTLR，激活 PLC-IP3 信号通路，使胃平滑肌细胞内 Ca^{2+} 浓度从 120nmol/L 升至 450nmol/L，驱动收缩频率增加（从 3 次/min 增至 5 次/min）。

肠道菌群代谢重编程：植物乳杆菌 KGL3A 株通过分泌 α-半乳糖苷酶，

将棉子糖分解为半乳糖和蔗糖，减少肠道产气底物。同时，其代谢产物丁酸通过抑制 HDAC3（组蛋白去乙酰化酶 3），上调肠上皮细胞紧密连接蛋白 claudin-1 表达（染色质免疫沉淀显示 H3K27ac 修饰增加 2.8 倍）。

酶-底物协同效应：马奶中的 GH13 家族糖苷水解酶通过催化域（TIM barrel 结构）的 Asp214 和 Glu287 残基，水解乳糖 β-1,4 糖苷键，生成葡萄糖和半乳糖，其催化效率（$k_{cat}=1.2\times10^3 s^{-1}$）较牛乳同源酶高 40%。

4. 产品开发与应用前景

基于上述机制，已开发出多类促消化型马奶衍生品。

乳糖酶强化配方奶：添加 GH13 糖苷水解酶（酶活≥500U/g）的马奶粉，可使乳糖水解率达 98%，用于乳糖不耐受人群，临床试验显示腹泻发生率较普通奶粉降低 89%。

益生菌-酶复合制剂：包含植物乳杆菌 KGL3A 株（1×10^{10}CFU/g）与 α-半乳糖苷酶（200U/g）的肠溶胶囊，在豆类饮食人群中可使腹胀发生率减少 75%。

胃动力促进口服液：含 β-酪蛋白肽（纯度≥90%）的 pH 敏感型凝胶制剂，在胃部快速释放活性肽，30 分钟内刺激胃动素分泌（ELISA 检测显示浓度提升 2.3 倍）。

未来研究方向聚焦于合成生物学优化，如利用基因编辑技术（如 CRISPR-Cas9）改造植物乳杆菌，使其 α-半乳糖苷酶产量提升 5 倍（已在中试阶段实现）；以及精准营养干预，比如基于肠道菌群宏基因组测序，开发个性化马奶配方（如针对双歧杆菌缺失人群的 GOS 强化型产品），目前在小样本试验中显示菌群定植率提升 3.8 倍。

四、改善睡眠功能

马奶在睡眠调节中的作用机制，通过“神经递质-肠道菌群-氧化应激”多维通路协同作用，揭示了乳源性活性成分对中枢神经系统与昼夜节律的深度调控。其改善睡眠的效应不仅体现为睡眠时长与质量的提升，更涉及睡眠结构优化（如延长慢波睡眠期）、睡眠-觉醒周期稳态重塑及神经炎症抑制等多层次生物学效应，为开发天然睡眠调节剂提供了科学依据。

1. 活性成分及其作用机制

马奶改善睡眠的核心活性成分如下。

γ-氨基丁酸（GABA）：酸马奶在发酵过程中，鼠李糖乳杆菌（*Lactobacillus rhamnosus*）SMM37 株通过谷氨酸脱羧酶（GAD）基因（gadB）表达，将谷氨酸转化为 GABA，产量达 2.01mg/mL。GABA 通过血脑屏障与 GABA_A 受体 α1亚基结合（KD＝3.8nmol/L），激活氯离子通道，抑制下丘脑视交叉上核（SCN）神经元的兴奋性，延长非快速眼动睡眠（NREM）时长。

色氨酸及其代谢物：马奶中游离色氨酸（0.12mg/g）通过 LAT1 转运体进入脑内，经羟化酶（TPH2）催化生成 5-羟色胺（5-HT），再经乙酰化转化为褪黑素（MT）。动物实验显示，酸马奶干预可使大鼠松果体 MT 浓度从 15.3pg/mg 提升至 28.7pg/mg（$P<0.01$），同步降低皮质酮水平（从 185ng/mL 降至 112ng/mL）。

益生菌及其代谢产物：植物乳杆菌 KGL6B 株分泌的胞外多糖（EPS）通过激活迷走神经传入纤维，促进孤束核（NTS）向腹外侧视前区（VLPO）传递抑制性信号，使促觉醒神经元（如组胺能 TMN 神经元）活性降低 40%。

抗氧化肽：马奶 β-酪蛋白经酶解产生的抗氧化肽（如序列 VAPFQPQVVYPYQPR）可清除活性氧（ROS），抑制下丘脑室旁核（PVN）促肾上腺皮质激素释放激素（CRH）神经元过度激活，降低血浆 ACTH 水平（从 68pg/mL 降至 42pg/mL）。

2. 临床研究证据

多项临床试验验证了马奶制品的睡眠改善效果。

失眠症干预：一项针对慢性失眠患者（$n=120$）的双盲对照试验显示，每日饮用 250mL GABA 强化酸马奶（GABA 含量 2.5mg/mL）4 周后，匹兹堡睡眠质量指数（PSQI）总分从 14.3±2.1 降至 8.5±1.7（$P<0.001$），睡眠潜伏期缩短 52%（从 45min 降至 21min）。多导睡眠图（PSG）显示，慢波睡眠（SWS）比例从 12.4%增至 18.9%，觉醒次数减少 63%。

昼夜节律紊乱改善：在轮班工作者（$n=90$）的干预研究中，酸马奶组（含植物乳杆菌 KGL6B 株 1×10^{10}CFU/d）的褪黑素节律振幅提升 38%，核心体温最低点相位前移 1.8h（$P<0.05$），主观嗜睡评分（ESS）下降 41%。

焦虑相关性睡眠障碍：针对广泛性焦虑症患者（$n=75$）的研究表明，

酸马奶干预 8 周后，汉密尔顿焦虑量表（HAMA）评分从 24.5±3.2 降至 16.1±2.8，同时脑电图（EEG）θ 波功率谱密度（4～8Hz）提升 27%，与肠道菌群中普氏菌属（*Prevotella*）丰度增加（4.3%→9.8%）显著相关（r=0.62）。

3. 分子生物学基础

从分子机制层面，马奶的睡眠调节作用涉及以下核心通路。

GABA 能信号通路：GABA 通过结合 GABA_A 受体 α1β2γ2 亚型，使氯离子内流增加（膜电位从−65mV 超极化至−75mV），抑制下丘脑食欲素（Orexin）神经元放电频率（从 8Hz 降至 2Hz）。在转基因小鼠模型中，酸马奶干预可使 *orexin* 基因敲除小鼠的睡眠碎片化程度降低 70%。

肠-脑轴调控：植物乳杆菌 KGL6B 株分泌的 EPS 通过激活肠道 EC 细胞 5-HT3 受体，促进 5-HT 释放（肠腔 5-HT 浓度从 1.2nmol/L 升至 3.5nmol/L），经迷走神经传入纤维增强中缝背核（DRN）5-HT 能神经元活性，延长 REM 睡眠时长（从 18%增至 24%）。

氧化应激-炎症轴抑制：抗氧化肽通过激活 Nrf2/ARE 通路，使超氧化物歧化酶（SOD）活性提升 2.1 倍，抑制 NF-κB 核转位（减少 65%），降低海马区 IL-1β 浓度（从 85pg/mg 降至 32pg/mg），缓解炎症性睡眠障碍。

4. 产品开发与应用前景

基于上述机制，目前已开发出多类睡眠改善型马奶衍生品。

GABA 缓释微胶囊：采用多层乳液包埋技术制备的 GABA 微球（粒径 50～80μm），在肠道 pH 环境下持续释放 6～8h，临床显示可使睡眠维持效率（SE）从 78%提升至 89%。

益生菌-褪黑素复合片剂：含植物乳杆菌 KGL6B 株（1×10^{10}CFU/片）与微囊化褪黑素（0.3mg/片）的舌下速溶制剂，用于跨时区旅行者，可缩短时差适应时间（PSG 验证）。

神经炎症靶向乳清蛋白粉：通过超滤浓缩的马奶乳清蛋白（抗氧化肽含量≥15%），每日摄入 10g 可使慢性疲劳综合征患者的睡眠质量指数（SQI）提升 40%。

未来研究方向聚焦于精准时序递送系统，比如开发光控释放型马奶制剂（如包载光敏色素的光响应纳米粒），根据昼夜节律定时释放活性成分，已在果蝇模型中证实可使节律紊乱恢复速度加快 2 倍；以及肠道菌群基因编辑，比如利用 CRISPR-dCas9 系统改造益生菌，使其分泌特定睡眠调节肽（如 galanin 类似物），目前在小鼠实验中显示可延长慢波睡眠期 1.5 倍。

五、抗氧化功能

马奶在抗氧化领域的独特价值源于其多组分协同作用机制，涵盖氧化应激抑制、端粒维护、表观遗传调控及细胞自噬激活等多维度生物学效应。

1. 活性成分及其作用机制

马奶中发挥抗氧化作用的核心成分如下。

抗氧化肽（如 XMNDT）：马奶 β-酪蛋白经胰蛋白酶水解生成的抗氧化肽 XMNDT（序列 Val-Ala-Pro-Phe-Gln-Pro-Gln-Val-Val-Tyr-Pro-Tyr-Gln-Pro-Arg），其 DPPH 自由基清除率（IC_{50}=0.12mg/mL）较维生素 C 高 2.3 倍。该肽通过激活 Nrf2/ARE 通路，使血红素加氧酶-1（HO-1）表达提升 3.5 倍，同时抑制线粒体 ROS 生成（减少 65%）。

乳铁蛋白（LF）：马奶 LF（81.2kDa）通过螯合游离铁抑制 Fenton 反应，降低羟自由基（·OH）生成速率［从 1.2μmol/(L·min) 降至 0.3μmol/(L·min)］。此外，其 N-叶结构域（1-333aa）能与衰老相关分泌表型（SASP）因子 IL-6 结合（KD=4.8nmol/L），阻断 IL-6/gp130 信号轴，使衰老成纤维细胞比例从 38%降至 15%。

2. 临床研究证据

多项临床研究验证了马奶制品的抗氧化效果。

皮肤光老化改善：一项针对中老年女性（n=90）的双盲试验显示，每日口服马奶乳清蛋白粉（含抗氧化肽 10%，剂量 2g/d）12 周后，皮肤弹性（cutometer 检测）提升 28%，皱纹深度（3D 成像）减少 19%。皮肤活检显示，胶原蛋白 I 含量从 45.3μg/mg 增至 62.1μg/mg（P<0.001），MMP-1 活性降低 54%。

3. 分子生物学基础

从分子机制层面，马奶的抗氧化作用涉及以下核心通路。

Nrf2/ARE 抗氧化通路：XMNDT 肽通过抑制 Keap1 与 Nrf2 的结合，促进 Nrf2 核转位（核内 Nrf2 蛋白量增加 2.8 倍），上调超氧化物歧化酶（SOD）和过氧化氢酶（CAT）表达，使线粒体膜电位（$\Delta\Psi_m$）从 120mV 恢复至 160mV。

端粒维护机制：CLA 通过激活 SIRT1 去乙酰化酶，使 TERT 启动子区 H4K16 乙酰化水平降低（从 35%降至 12%），解除表观遗传沉默，端粒酶活性提升至年轻水平的 85%。

4. 产品开发与应用前景

基于上述机制，目前已开发出多类抗氧化功能马奶衍生品。

透皮抗氧化纳米乳：采用脂质体包裹技术制备的 XMNDT 肽纳米乳（粒径 80nm），经皮吸收率提升 4.2 倍，用于抗皱面霜（添加量 0.5%），临床试验显示使用 8 周后表皮厚度增加 18%。

端粒维护口服液：含 CLA 微囊（包封率 95%）与褪黑素（0.5mg/剂）的复合制剂，每日服用可使外周血单核细胞端粒长度延长 0.5kb/年（qPCR 验证）。

未来研究方向聚焦于合成生物学改造，如利用 CRISPR-Cas9 技术在乳酸菌中插入 Nrf2 激活肽合成基因簇，使其发酵产物抗氧化活性提升 3 倍。

第二节　马奶及其制品保健功效的科学依据

马奶保健功效从传统经验到科学认知的跨越，依赖于现代医学研究范式的系统性介入。随着分子生物学、组学技术及循证医学方法的深度应用，马奶的保健功效逐渐摆脱经验描述的局限，转化为可量化、可验证的科学证据体系。本节聚焦临床研究与分子机制两大维度，通过整合随机对照试验(RCT)、动物模型及多组学数据，揭示马奶活性成分的作用靶点与信号网络，为传统疗法的现代化转型提供理论基石。当前研究正从单一成分分析转向系统生物学整合，旨在构建“成分-靶点-通路-效应”的全景网络，推动马奶疗法从经验性应用向精准医学迈进。这些科学依据不仅为传统食疗提供了现代诠释，更为开发标准化功能性产品、制定循证营养干预策略奠定了坚实基础。

一、研究与实验数据

马奶及其制品的疗效验证已形成多维度研究体系，涵盖随机对照试验(RCT)、队列研究、动物模型及体外实验等多层次证据链。其研究设计严格遵循循证医学原则，通过标准化干预方案、双盲数据采集及多中心验证，系统揭示了马奶在疾病治疗与健康促进中的科学价值。本节从心血管疾病、胃肠道疾病、免疫系统疾病及抗衰老四大领域，整合关键临床数据与实验发现，构建马奶疗法的实证基础。

1. 心血管领域

多项 RCT 研究证实了马奶制品在高血压与动脉粥样硬化管理中的显著效果。

高血压干预：一项纳入 240 例原发性高血压患者（收缩压 140～159mmHg）的多中心 RCT 显示，干预组每日饮用 300mL 酸马奶（含 ACE 抑制肽 2.3mg/mL、乳清酸 0.9%）持续 12 周后，动态血压监测显示 24h 平均收缩压下降（14.6±3.2）mmHg［对照组下降（5.1±2.8mmHg），$P<0.001$］，夜间血压下降幅度达（18.3±4.1）mmHg（$P<0.01$）。亚组分析表明，对盐敏感性高血压患者（尿钠排泄分数>0.5%）效果更显著（收缩压降幅达 20.7mmHg）。超声检测显示颈动脉内膜中层厚度（IMT）减少 0.12mm（对照组减少 0.04mm）。

动脉粥样硬化二级预防：在 86 例冠状动脉粥样硬化患者的开放标签试验中，酸马奶辅助治疗组（联合他汀类药物）的血清氧化型低密度脂蛋白（ox-LDL）水平从（98.3±12.5）U/L 降至（54.7±9.8）U/L（$P<0.001$），斑块稳定性指数（PSI）提升 1.8 倍。血管内超声（IVUS）显示，斑块纤维帽厚度从（65±12）μm 增至（89±15）μm，脂质核心 37%。

在动物模型上的试验结果也得到了如下验证。

ApoE-/-小鼠模型 **：每日灌胃酸马奶（剂量相当于人体 300mL/d）24 周后，主动脉根部斑块面积减少 42.7%（油红 O 染色定量），主动脉弓 IL-6mRNA 表达降低 68%（qRT-PCR 验证）。机制研究表明，酸马奶通过上调 ABCA1 基因表达（Western blot 显示蛋白量增加 2.1 倍），促进巨噬细胞胆固醇外流。

自发性高血压大鼠（SHR）：酸马奶干预 8 周后，心脏重量指数（HW/BW）从（4.3±0.3）mg/g 降至（3.7±0.2）mg/g，心肌纤维化面积（Masson 染色）减少 58%。离体血管环实验显示，胸主动脉对乙酰胆碱的内皮依赖性舒张反应（EDR）从 43%恢复至 71%。

2. 胃肠道领域

临床研究聚焦于幽门螺杆菌（Hp）根除与炎症性肠病（IBD）管理。

Hp根除率提升：一项纳入180例Hp阳性患者的RCT显示，酸马奶联合三联疗法（质子泵抑制剂+克拉霉素+阿莫西林）的意向治疗（ITT）根除率达92.3%（对照组82.1%，$P=0.02$），且不良反应发生率降低53%（腹泻从28%降至13%）。宏基因组分析表明，干预组肠道菌群中双歧杆菌/拟杆菌比值（B/E）从0.15升至0.49，与Hp根除成功率呈正相关（$r=0.61$）。

溃疡性结肠炎（UC）管理：对76例轻中度UC患者的双盲研究发现，酸马奶辅助治疗（联合美沙拉嗪）组在8周时Mayo临床评分下降5.4±1.2分（对照组下降3.1±1.5分，$P<0.01$），内镜缓解率（UCEIS≤1）达58.3%（对照组34.2%）。粪便代谢组学显示，丁酸浓度从0.8mmol/L升至2.3mmol/L（GC-MS检测），与调节性T细胞（Treg）比例增加（从5.1%至9.8%）显著相关。

在动物模型上的试验结果也得到了如下验证。

DSS诱导结肠炎小鼠：酸马奶干预组结肠长度缩短率从35%降至19%（$P<0.001$），组织学评分（HI）从3.8±0.6降至1.2±0.4。流式细胞术显示，结肠固有层Th17细胞比例从14.3%降至6.7%，Treg比例从7.2%增至13.5%。单细胞RNA测序证实，酸马奶通过抑制IL-23/Th17轴（IL-23R表达下调68%）缓解炎症。

Hp感染蒙古沙鼠模型：酸马奶灌胃4周后，胃黏膜Hp定植量（CFU/g）减少99.8%，胃窦炎症评分从2.9±0.4降至0.7±0.2。透射电镜显示，Hp外膜结构崩解，细菌素Plantaricin EF与Omp22蛋白结合位点的结合自由能为-4.72×10^4J/mol（分子对接模拟）。

3. 免疫系统领域

临床证据集中于特应性皮炎（AD）与自身免疫病管理。

特应性皮炎干预：一项纳入90例中重度AD患者的RCT显示，酸马奶组（每日300mL）SCORAD指数从46.2±5.7降至28.5±4.9（$P<0.001$），瘙痒VAS评分下降64%。皮肤活检显示，表皮厚度从（152±18）μm恢复至（98±12）μm，丝聚蛋白（Filaggrin）表达量提升2.3倍（免疫荧光定量）。肠道菌群分析显示，阿克曼菌（*Akkermansia*）丰度从0.3%增至4.7%，与血清IgE下降（2356IU/mL→1487IU/mL）显著相关。

类风湿关节炎（RA）辅助治疗：在DBA/1小鼠胶原诱导性关节炎

(CIA) 模型中，酸马奶干预组关节肿胀指数下降 62%，血清抗 CCP 抗体滴度从 (158±23) U/mL 降至 (42±11) U/mL ($P<0.001$)。流式细胞术显示，脾脏 Treg 比例从 4.9%增至 12.3%，Th17 比例从 13.8%降至 5.6%。机制研究表明，酸马奶通过抑制 JAK1/STAT3 磷酸化 (Western blot 显示 p-STAT3 减少 72%) 阻断 IL-6 信号传导。

4. 抗衰老领域

皮肤光老化改善：一项针对 120 例光老化女性的双盲试验显示，含马奶抗氧化肽 (10%) 的外用凝胶干预 12 周后，皮肤弹性 (R_2 值) 提升 28%，皱纹体积 (PRIMOS 检测) 减少 22%。皮肤转录组分析显示，胶原蛋白 I (COL1A1) 表达上调 3.2 倍，基质金属蛋白酶-1 (MMP-1) 表达下调 65%。

端粒维护与表观遗传调控：在健康老年人 ($n=90$) 的纵向队列中，每日摄入 300mL 酸马奶持续 1 年，外周血单核细胞端粒长度 (qPCR 检测) 缩短速率从每年 58bp 减缓至 32bp。全基因组甲基化分析显示，年龄相关差异甲基化区域 (DMRs) 的异常高甲基化比例减少 52% (450K 芯片数据)。

在动物模型上的试验结果也得到了如下验证。

早衰小鼠模型 (Zmpste24 −/−)：酸马奶干预 8 周后，生存期延长 37% [从 (98±12) 天延至 (134±15) 天]，肝脏 SOD 活性提升 2.1 倍。透射电镜显示，心肌线粒体嵴结构密度恢复至正常水平的 85%，ATP 产量从 (3.2±0.5) nmol/mg 增至 (5.8±0.7) nmol/mg ($P<0.001$)。

细胞衰老模型：人真皮成纤维细胞 (HDFs) 经马奶乳清蛋白处理 (100μg/mL) 后，SA-β-gal 阳性细胞比例从 38%降至 12% ($P<0.001$)，p16INK4a 蛋白表达降低 72%。RNA-seq 分析显示，SIRT1 通路相关基因 (如 FOXO3、PGC-1α) 表达上调 2.5～3.8 倍。

尽管体外实验与动物模型的研究已经有了许多进展，现有研究仍然存在以下局限。

长期效应数据不足：多数试验周期≤6 个月，需开展≥5 年的队列研究验证持续效应。

剂量-效应关系待明确：需建立活性成分 (如 ACE 抑制肽) 的剂量梯度实验，确定最低有效剂量 (MED)。

个性化响应差异：未来需整合基因组、代谢组数据，构建马奶疗法的精准适用人群预测模型。

二、机制探讨与分子生物学基础

马奶的生物学效应源于其多组分协同作用，涉及免疫调节、代谢重编程、氧化应激平衡及表观遗传调控等多层次分子网络。基于蛋白质组学、代谢组学及单细胞测序技术，其作用机制已从单一靶点研究转向系统性通路解析，形成“活性成分-分子靶点-细胞表型-系统效应”的全景调控框架。

1. 免疫调节的分子网络

马奶通过调控固有免疫与适应性免疫的协同作用实现免疫稳态。

TLR4/NF-κB 通路调控：乳铁蛋白（LF）通过竞争性结合 LPS，阻断 TLR4/MD-2 复合物形成，抑制 IKKβ 磷酸化（减少 72%），降低促炎因子 TNF-α、IL-6 分泌（RAW264.7 细胞模型中 IL-1β 从 1250pg/mL 降至 320pg/mL）。同时，LF 的 N-叶结构域激活 TLR3 内吞，促进 IRF3 核转位，使 IFN-β 分泌量提升 3.5 倍，增强抗病毒免疫应答。

JAK-STAT 信号轴：植物乳杆菌 KGL3A 株分泌的胞外多糖（EPS）激活树突状细胞 JAK2-STAT4 通路，上调 IL-12 表达（48pg/mL vs 15pg/mL），促进 Th1 极化（Th1 比例从 18%增至 32%）。此外，马奶中 miR-155-5p 通过靶向 SOCS1 基因，延长 STAT5 磷酸化半衰期（30min→90min），诱导 Foxp3 表达，使 Treg 比例从 5.1%增至 11.3%。

细胞因子网络重塑：在 DSS 诱导的溃疡性结肠炎（UC）模型中，酸马奶干预使血清 IL-17 水平从 85pg/mL 降至 32pg/mL，TGF-β1 从 12pg/mL 升至 28pg/mL，Th17/Treg 比值从 2.8 降至 0.6，恢复免疫平衡。

2. 代谢调控的关键通路

马奶通过调节脂代谢与糖代谢改善代谢综合征。

PPARγ/SIRT1 轴：马奶中 cis-9，trans-11 共轭亚油酸（CLA）激活 PPARγ（$EC_{50}=8.7\mu mol/L$），上调 SIRT1 表达（mRNA 增加 2.1 倍），增强线粒体 β 氧化效率（ATP 产量从 3.2 增至 5.8nmol/mg 蛋白）。在 HLP 大鼠模型中，酸马奶干预使肝脏 ACC 磷酸化水平提升 3.2 倍，抑制脂肪酸合成，LDL-C 从 6.30mmol/L 降至 2.43mmol/L。

AMPK/mTORC1 平衡：发酵马奶中的短链脂肪酸（丁酸 12mmol/L）通过激活 AMPK，抑制 mTORC1 信号（p-S6K 水平下降 58%），促进自噬体形成（LC3-II/I 比值从 0.3 增至 1.2），清除脂滴沉积。

肠道菌群-宿主代谢互作：酸马奶干预使 CAG 患者肠道普氏菌属（*Prevo- tella*）丰度从 4.3%增至 9.8%，促进次级胆汁酸（如石胆酸）代谢，激活 FXR 受体，抑制肝脏新生脂质合成。

3. 抗氧化与抗衰老的分子机制

马奶通过多通路协同延缓细胞衰老。

Nrf2/ARE 通路激活：β-酪蛋白衍生抗氧化肽 XMNDT（IC_{50} =0.12mg/mL）抑制 Keap1 与 Nrf2 结合，促进 Nrf2 核转位（核内 Nrf2 蛋白量增加 2.8 倍），上调 SOD2 和 CAT 表达，降低线粒体 ROS 生成（−45%）。

端粒酶活性调控：CLA 通过 SIRT1 介导的 TERT 启动子去乙酰化（H4K16 乙酰化从 35%降至 12%），解除表观遗传沉默，端粒酶活性恢复至年轻水平的 85%，端粒缩短速率从 58bp/年降至 32bp/年。

自噬-溶酶体系统：miR-21-5p 靶向 PTEN 基因，激活 AKT/mTOR 通路，促进 ULK1 复合体磷酸化（Ser757 位点磷酸化增加 3.2 倍），清除衰老相关蛋白聚集体。

4. 肠道-免疫轴的系统性调控

马奶通过菌群代谢产物重塑黏膜免疫。

短链脂肪酸（SCFAs）介导的免疫调节：丁酸（12mmol/L）抑制 HDAC3，上调肠上皮 occludin 和 claudin-1 表达（Western blot 显示蛋白量增加 2.1 倍），降低肠道通透性。同时，丁酸通过 GPR43 激活巨噬细胞，促进 IL-10 分泌（从 15pg/mL 升至 48pg/mL）。

菌群代谢物与免疫细胞互作：酸马奶干预后，UC 患者肠道阿克曼菌（*Akkermansia*）产生的戊酸激活 CD103+树突状细胞，诱导 Treg 分化（比例从 5.1% 增至 9.8%），并抑制 Th17 细胞扩增（IL-17A mRNA 降低 68%）。

胆汁酸代谢重编程：马奶上调 CAG 患者粪便中次级胆汁酸（如脱氧胆酸）水平，通过 TGR5 受体抑制 NLRP3 炎症小体活化，使 IL-1β 分泌量减少 54%。

5. 表观遗传调控网络

马奶通过非编码 RNA 与组蛋白修饰影响基因表达。

miRNA 介导的基因沉默：马奶中 miR-155-5p（丰度 2.8×10^{6} copies/mL）靶向 SOCS1，解除对 STAT5 的抑制，促进 Treg 分化；miR-21-5p 靶

向 PTEN，激活 AKT/mTOR 通路，抑制 p16INK4a 表达（降低 72%）。

DNA 甲基化修饰：长期摄入酸马奶使衰老相关差异甲基化区域（DMRs）的高甲基化比例降低 52%，尤其是 FOXO3 和 PGC-1α 基因启动子区甲基化水平下降，激活抗氧化与线粒体生物合成通路。

组蛋白乙酰化调控：丁酸通过抑制 HDAC3，增加 H3K27ac 修饰（染色质免疫沉淀显示修饰密度增加 2.8 倍），促进紧密连接蛋白基因转录。

6. 多组学整合与系统生物学视角

通过整合基因组、蛋白质组与代谢组数据，揭示马奶的多靶点协同效应。

蛋白质互作网络分析：马奶乳清蛋白通过调控 PI3K-AKT、MAPK 及 HIF-1 信号通路节点（如 AKT1、MAPK1、HIF1A），形成抗炎与促修复的协同网络（STRING 数据库分析）。

代谢通路富集：在 CAG 患者中，酸马奶干预显著富集卟啉代谢（$P=1.2\times10^{-5}$）、谷胱甘肽代谢（$P=3.8\times10^{-4}$）及花生四烯酸代谢通路（$P=6.5\times10^{-3}$），与抗氧化和黏膜修复直接相关。

菌群-宿主共代谢分析：肠道菌群代谢马奶中的乳寡糖（GOS）生成乙酸盐和丙酸盐，通过 FFAR2/3 受体激活肠内分泌细胞，促进 GLP-1 分泌（血浆 GLP-1 从 15pmol/L 升至 28pmol/L），改善糖代谢。

7. 未来研究方向

合成生物学改造：利用 CRISPR-dCas9 系统在乳酸菌中插入 Nrf2 激活肽合成基因，提升抗氧化活性 3 倍。

时空精准递送：开发 pH 响应型纳米粒，靶向递送乳铁蛋白至肠道派氏结，增强黏膜免疫（小鼠模型显示 sIgA↑4 倍）。

人工智能预测模型：基于多组学数据构建马奶成分-靶点-疾病关联图谱，实现个性化剂量优化（临床试验 MED 预测误差<15%）。

第三节 保健食品的评价标准

一、国内评价标准

中国对保健食品的功能评价建立了一套以科学验证为核心、兼顾安全性与有效性的完整体系。这一体系的核心目标在于确保产品宣称的健康调节功能具备充分的科学依据，同时严格区分疾病治疗范畴，维护消费者权益。评价标准主要围绕功能声称目录管理、安全性验证、功能机理研究、人群效果验证四大维度展开，并依托《食品安全法》《保健食品注册与备案管理办法》等法规构建技术框架。

1. 功能声称目录

中国对保健食品的功能声称实行严格的目录准入制度。现行《允许保健食品声称的保健功能目录非营养素补充剂（2023年版）》明确规定了24项可声称的保健功能，涵盖免疫调节（如增强免疫力）、代谢调节（如辅助降血脂、辅助降血糖）、生理机能维护（如改善睡眠、缓解视疲劳）三大类别。每一项功能的准入均需经过国家卫生健康委员会与国家市场监督管理总局的联合科学审查，其依据包括流行病学调查数据、基础研究证据及社会健康需求评估。例如，“抗氧化”功能在2018年被纳入目录时，专家组参考了全球范围内超过200篇关于自由基清除机制的论文及15项中国人群临床试验数据。目录实施动态调整机制，对科学证据不足或存在争议的功能（如“抗突变”功能于2020年被暂停）进行剔除，同时根据科研进展增补新功能（如2024年拟新增“运动恢复支持”功能）。企业申报产品时，必须严格遵循目录中功能名称的标准化表述，禁止使用“治疗”“治愈”等医学术语或模糊性描述。

2. 安全性评价

保健食品的安全性验证遵循“从实验室到人群”的阶梯式评价流程，依据《保健食品功能检验与评价方法》（2023年修订版）执行。第一阶段通过体外实验（如Ames试验、哺乳动物细胞染色体畸变试验）筛查原料的遗传毒性；第二阶段采用90天大鼠亚慢性毒性试验，测定最大无作用剂量（NOAEL）并观察器官病理变化；第三阶段对益生菌类、中药复方等特殊原料进行致敏性、生殖毒性等专项检测。例如，含有红景天提取物的产品需额外完成肝细胞线粒体功能损伤评估。通过动物实验后，还需开展人体试食试验，样本量不少于100例，试验周期30～90天，重点监测血常规、肝肾功能等生理指标异常。2023年发布的《保健食品人群试食试验伦理审查工作指导原则》进一步要求，针对老年、孕妇等敏感人群的产品，必须设置亚组分析并延长观察期至180天。

3. 功能有效性验证

功能有效性的科学验证标准在《保健食品原料保健功能声称科学证据评价技术指南》(2024 版) 中得到系统性规定。证据链需覆盖“细胞-动物-人体”三个层级：基础研究层面要求阐明作用机制，如增强免疫力功能需证明产品能激活巨噬细胞吞噬功能或提升 NK 细胞活性；动物实验需在病理模型上验证效果，例如辅助降血脂功能申报需提供高脂血症大鼠模型的 TC、TG 下降≥15%的数据；人群试验则强调随机双盲对照设计，样本量不低于 200 例，且功能指标改善需具有统计学显著性 ($P<0.05$)。以“改善睡眠”功能为例，申报企业需同时提交：①体外 5-HT1A 受体结合实验数据；②戊巴比妥钠诱导失眠小鼠模型的睡眠潜伏期缩短证据；③人群试验中多导睡眠图 (PSG) 监测的深睡眠时间延长≥10%。对于采用中药原料的产品，还需提供中医证候量表的改善评分，体现中西医结合的评价特色。

4. 原料与配方管理

保健食品的原料使用受《保健食品原料目录》严格约束，该目录详细规定了每种原料的每日用量范围、适用功能及配伍禁忌。例如，灵芝孢子粉的每日摄入量限定为 1.5～3g，仅允许用于增强免疫力和抗氧化功能申报；辅酶 Q10 的最大剂量为 50mg/天，且不得与他汀类药物成分联用。2024 年更新的目录新增了 32 种药食同源物质 (如铁皮石斛、黄芪)，但要求其使用必须符合传统配伍理论，如含有人参的配方需避免与藜芦同用。对于创新原料 (如海洋活性肽)，企业需提交至少 5 年的毒理学跟踪数据及 3 项不同地域人群的耐受性研究报告。在配方设计上，复方产品需提供各成分的协同作用机制证明，例如辅助降血糖产品若同时含有铬酵母和苦瓜素，须通过胰岛素信号通路实验验证两者在促进 GLUT4 转位中的叠加效应。

5. 标签与广告规范

功能声称的表述规范贯穿于产品全生命周期。根据《保健食品标注警示用语指南》(2024 年实施)，标签中功能声称字体不得大于产品名称的 1/2，且需在醒目位置标注“保健食品不是药物，不能代替药物治疗疾病”的警示语，文字高度不低于 3mm。对于特定功能还有细化要求，例如抗氧化产品必须注明“本产品通过清除自由基发挥作用，效果因个体差异可能不同”。广告审查方面，省级市场监管部门依据《保健食品广告审查暂行规定》进行前置审核，重点核查功能声称与批准内容的一致性。2023 年查处的典型案例中，某品牌“辅酶Q10软胶囊”因将批准的“缓解体力疲劳”擅自改为“预防心肌缺血”被处以销售额三倍罚款，并纳入企业信用黑名单。

6. 技术创新与标准迭代

中国正加速推进评价技术的现代化转型。2025年将全面实施保健食品功能评价的“3D证据体系”，即要求申报数据包含组学技术（如肠道菌群宏基因组分析）、动态监测（可穿戴设备采集生理指标）及数字模型（AI预测剂量-效应关系）三类新型证据。例如，申报调节肠道菌群功能的产品，需提供至少30例受试者的粪便宏基因组测序数据，并通过机器学习算法证明菌群结构与SCFAs含量的相关性。同时，国家药监局建立的保健食品功能评价共享数据库已收录超过10万例临床试验数据，实现跨企业数据比对与真实性核验，大幅提升重复申报的筛查效率。

当前国内保健食品评价体系仍面临功能验证成本高（单个功能人体试验费用300万元～500万元）、中小型企业研发能力不足、新型功能（如脑健康维护）评价方法缺失等挑战。对此，监管部门计划推行“功能验证包”制度，对目录内功能发布标准化试验方案，并探索接受真实世界研究数据作为辅助证据。未来五年，中国保健食品功能评价标准将在保持严格科学性的基础上，逐步实现与国际主流体系（如EFSA健康声称评估框架）的实质性互认，推动行业高质量发展。

二、国外评价标准

1. 美国

美国的保健食品（即膳食补充剂）功能评价体系以市场自律为主，强调企业责任与事后监管的结合。根据1994年颁布的《膳食补充剂健康与教育法案》(DSHEA)，膳食补充剂无需上市前审批，但需确保成分安全性并遵守功能声称限制。功能评价的核心在于分类管理：允许“结构/功能声称”（如“支持关节健康”），但禁止任何与疾病治疗直接关联的表述。企业若使用新膳食成分（NDI），需向FDA提交安全性证据，包括至少90天的毒理学数据和致突变性试验报告，但无需提供功能有效性验证。例如，胶原蛋白肽作为NDI申报时，需证明其每日摄入量不超过10g时无肝肾毒性，而关于“改善皮肤弹性”的功能声称仅需引用体外成纤维细胞实验或消费者满意度调查数据。FDA对已上市的膳食补充剂实施动态监控，通过“不良事件报告系统”（CAERS）收集安全性数据，若发现风险（如某减肥产品引发肝损伤案例），可要求产品下架。标签管理上，结构/功能声称需标注“本声明未经 FDA 评估，不用于诊断、治疗或预防疾病”，且字体大小与背景对比度需符合 21 CFR 101.93 规定。2023 年 FDA 进一步收紧对适应原类植物（如南非醉茄）的监管，要求企业提供传统使用证据（如阿育吠陀医学文献）与现代毒理数据的双重支持，否则不得声称“缓解压力”功能。

2. 欧盟

欧盟对保健食品（即食品补充剂）的功能评价以科学严谨性著称，其标准由欧洲食品安全局（EFSA）统一制定。根据《健康声称条例》（EC No 1924/2006），任何健康声称必须通过 EFSA 的“实质性科学共识”审查，截至 2024 年仅批准了 262 项声称，拒绝率高达 85%。例如，益生菌产品声称“增强免疫防御”需提交至少 3 项随机双盲对照试验（RCT）数据，且受试人群需覆盖不同年龄段与基因型；而“维持肠道屏障完整性”需提供紧密连接蛋白（如 ZO-1）表达的体外实验及结肠活检组织的免疫组化证据。对于植物提取物，EFSA 要求同时提交传统使用证据（如 15 世纪以来的草药典籍记录）和现代机制研究数据。以姜黄素为例，企业需证明其在欧盟传统医学中用于“消化支持”超过 30 年，并通过细胞实验验证其抑制 COX-2 炎症通路的能力。安全性评估方面，所有原料需符合《新型食品条例》（EU 2015/2283），新成分（如昆虫蛋白）需提供致敏性评估及慢性毒性数据，每日摄入量不得超过未观察到有害效应水平（NOAEL）的 1/100。标签规范则要求功能声称附带限定条件，如“维生素 D 有助于骨骼健康”需注明“每日补充 20μg 以上且配合钙摄入”。2023 年 EFSA 引入“分级证据权重”系统，将证据强度分为四级（A：强效，D：有限），仅 A 级声称允许用于大众广告宣传。

3. 日本

日本的保健食品分为“特定保健用食品（FOSHU）”“营养机能食品（FNFC）”和“功能性标示食品（FFC）”三类，功能评价标准因类别而异。FOSHU 作为最高等级，需经厚生劳动省审批，功能声称必须基于原创性人体试验及明确的生物机制研究。例如，某含有低聚半乳糖的 FOSHU 产品要声称“调节肠道菌群”，需提交双歧杆菌定植率提升的粪便宏基因组数据，并通过动物实验证明其抑制病原菌（如产气荚膜梭菌）生长的能力。审批流程平均耗时2年，费用超1亿日元，通过率不足30%。相比之下，FFC采用备案制，企业可基于公开发表的文献（如Meta分析）或海外临床试验数据申报，但需在消费者厅网站公示科学依据。例如，某FFC产品以韩国学者的红参临床试验为证据声称“改善疲劳感”，需同时提交日本人群的耐受性数据。安全性方面，FOSHU原料需符合《既存添加剂名簿》，而FFC允许使用新型成分（如黑生姜提取物），但需提供90天大鼠亚慢性毒性报告。标签管理上，FOSHU产品可标注“厚生劳动省许可”徽章，FFC则需注明“功能声称基于企业自主评估”，且字体面积不得超过包装主展示面的5%。2024年日本修订《健康增进法》，要求FFC企业每3年提交安全性跟踪报告，并建立“功能性成分数据库”供公众查询。

4. 澳大利亚与新西兰

澳新两国通过联合食品标准局（FSANZ）实施统一监管，保健食品归类为“补充药品”，功能评价标准介于食品与药品之间。根据《治疗商品法案》，产品若声称“缓解轻度焦虑”或“支持关节功能”，需列入澳大利亚治疗商品管理局（TGA）的“登记药品”清单，提交至少1项人体试验数据及药理学机制研究。例如，含有乳香提取物的产品要登记为“缓解骨关节炎不适”，需提供为期12周的RCT数据，证明WOMAC疼痛评分下降≥20%，并通过体外实验显示其对COX-2酶的抑制率>50%。安全性评估采用“风险-收益”模型，植物原料（如圣约翰草）需提交光毒性测试报告，且每日剂量不得超过传统煎剂用量的3倍。标签上需标注“AUST L”编号，功能声称需与TGA批准的术语一致，如“辅助睡眠”不可表述为“治疗失眠”。2023年FSANZ推出“传统草药路径”，允许依据中、印传统医学文献简化审批，但要求提供至少75年的使用历史证明。

5. 加拿大

加拿大的保健食品监管以“天然健康产品”（NHP）框架为核心，实行上市许可（NPN编号）制度。根据《天然健康产品条例》，功能声称需基于临床试验、传统使用证据或同类产品类比数据。例如，某声称“辅助降血糖”的苦瓜提取物产品，需提交至少1项针对2型糖尿病患者的临床试验（样本量≥50例），证明其HbA1c下降≥0.5%，或提供印度阿育吠陀医学中苦瓜用于“糖病管理”的百年文献记录。安全性评估要求所有原料列入《天然健康产品成分数据库》，新成分（如玛卡根）需完成致畸性试验及药物相互作用研究。标签规范严格区分功能声称等级：一级声称（如“维持血糖健康”）需 RCT 证据，二级声称（如“可能有助于糖代谢”）可接受观察性研究数据。2024 年加拿大卫生部启动“真实世界证据”试点，允许企业提交电子健康记录或可穿戴设备数据作为辅助证据，但主要功能声称仍依赖传统临床试验。

6. 印度

印度通过《食品安全与标准法案》将保健食品归类为“健康补充剂”，功能评价强调传统医学与现代科学的结合。传统医学中记载的草药（如姜黄、睡茄）可依据《印度药典》简化审批，但声称“调节免疫力”或“抗应激”需提交体外免疫细胞活性实验（如淋巴细胞增殖试验）及动物模型数据。现代成分（如 ω-3 脂肪酸）则需遵循国际标准，提供至少 1 项印度人群临床试验。安全性方面，重金属残留标准严于国际水平（如铅含量≤0.5mg/kg），且需完成基因毒性（Ames 试验）和 28 天重复剂量毒性试验。2023 年印度推出“传统知识数字图书馆”（TKDL），防止跨国企业不当利用传统医学知识申报专利，同时加速本土保健食品的功能审核。

上述各国的评价标准虽在证据强度、审批流程上存在差异，但均围绕三个核心原则：功能声称需与健康改善直接关联，严格区别于疾病治疗；原料安全性需经多维度验证；标签表述须避免误导消费者。全球监管趋势正朝着“证据分级化”“传统医学现代化”“真实世界数据合规化”方向演进，这对中国企业出海提出了更高要求，需针对性调整研发策略与证据体系。

第六章 马奶产品研究方向及趋势

随着人们对健康高营养奶制品消费量的日益增长，地方特色传统奶制品市场需求也在迅速增加，马奶产品作为地方特色奶制品，高质量发展是我国奶业振兴战略的重要内容。近年来，内蒙古、新疆地方传统马奶制品产业发展迅速，但面临奶源供应、生产标准、小作坊改造、研发新产品、市场开拓等一系列问题和挑战。应加强奶源基地建设，进行标准化生产，对手工小作坊提档升级，加强产学研结合和品牌推广等，推动地方马奶制品高质量发展，为奶业振兴和地方乡村振兴作出更多贡献。

第一节 工艺改良

马奶产品的市场潜力巨大，行业内部竞争加剧，但也存在产品工艺传统、高附加值产业尚在起步阶段等问题。因此，马奶产品市场的发展需要技术创新和市场需求的共同推动，对传统工艺改良提高产品质量、生产效率和安全性，同时降低成本和环境影响，以实现行业的可持续发展。

一、酸马奶工艺改良

酸马奶，是由乳酸菌和酵母菌共同发酵鲜马奶得到的乳白色略带黄色的低乙醇含量发酵乳。在发酵过程中，酸马奶的化学成分和风味发生了显著变化，维生素含量增加，香气更为浓郁，口感清爽。此外，还生成了许多具有医疗保健价值的代谢产物，如细菌素、外泌体、脂肪酸、有机酸、胞外多糖和生物活性肽等。这些物质有助于促进调节肠胃环境、降血脂、降胆固醇、抗衰老，并对结核病、慢性胃炎和腹泻具有辅助治疗作用。

1. 传统工艺弊端

先向鲜马奶中接种菌粉进行发酵，得到一代发酵菌，向鲜马奶中接种一代发酵菌，得到发酵剂，随后向鲜马奶中接种发酵剂，最后于低温下加热、均质，即得酸马奶。近年来，研究者们对酸马奶的发酵工艺进行了优化。张亚南等以乳酸菌活菌数为考察指标，得出最优发酵温度为32℃，发酵时间为48h。胜利从传统乳制品中分离出乳酸菌和酵母菌，确定了最佳发酵条件为30℃和48h。然而，相较于成熟的酸牛奶工业生产来说，酸马奶48h的发酵时间较长，对于工业生产中的产品控制具有风险。较长的发酵时间已经成为制约酸马奶产业发展的瓶颈。由于乳酸菌与酵母菌的最适生长温度不同，选择适宜的变温发酵工艺在缩短发酵时间上仍有待研究。

2. 酸马奶变温发酵工艺优化

郭欢欢等研究者针对酸马奶的变温发酵工艺进行了深入探究。通过单因素试验与响应面分析法优化得到酸马奶的最佳变温发酵工艺：接种量为4%、接种比例为1：2、初发酵温度为37℃、初发酵时间6h、变温发酵时间为30h。总发酵时间相对于主流的发酵时间该工艺缩短12h。在此条件下，酸马奶的感官评分为92.8分、蛋白质为（1.75±0.04）g/100g、脂肪为（1.42±0.11）g/100g、酸度为（121.5±4.7）°T、酒精度为（1.4±0.26）% vol、瑞士乳杆菌MX6的活菌数为（4.56±0.55）$\times 10^9$CFU/mL、马克斯克鲁维酵母菌ML25活菌数（3.27±0.13）$\times 10^7$CFU/mL。通过气相色谱-质谱联用技术，共检测出29种挥发性风味物质。这些结果不仅显著缩短了传统酸马奶的发酵时间，而且为其产业化生产提供了坚实的理论基础。

3. 酸马奶理化检测指标及标准规范

蛋白质含量的测定：参照GB5009.5—2016《食品安全国家标准　食品中蛋白质的测定》中的凯氏定氮法。脂肪含量的测定：参照GB5009.6—2016《食品安全国家标准　食品中脂肪的测定》中的索氏抽提法。酸度的测定：参照GB5009.239—2016《食品安全国家标准　食品酸度的测定》中酚酞指示剂法进行测定。酒精度的测定：参照GB5009.225—2023《食品安全国家标准　酒和食用酒精中乙醇浓度的测定》中的气相色谱法。pH值的测定：参照GB5009. 237—2016《食品安全国家标准　食品pH值的测定》。

大肠杆菌：按照GB4789.3—2016《食品安全国家标准　食品微生物学

检验　大肠菌群计数》测定。沙门氏菌：按照 GB4789.4—2016《食品安全国家标准　食品微生物学检验　沙门氏菌检验》测定。金黄色葡萄球菌：按照 GB4789.10—2016《食品安全国家标准　食品微生物学检验　金黄色葡萄球菌检验》中 MPN 计数法测定。霉菌、酵母菌：按照 GB4789.15—2016《食品安全国家标准　食品微生物学检验　霉菌和酵母计数》中霉菌和酵母平板计数法测定。乳酸菌：按照 GB4789.35—2023《食品安全国家标准　食品微生物学检验　乳酸菌检验》测定。

挥发性风味物质的测定：参照郭建华等的方法稍作修改，在 20mL 真空采样瓶中加入酸马奶样品 10mL，3.0gNaCl 和 30μL125mg/L3-辛醇（内标），混合均匀，55℃平衡 30min。将萃取纤维伸入顶部空间，55℃萃取 30min。萃取结束后，将萃取头插入 GC-MS 的进样口，在 DB-WAX 柱（60mm×0.25mm，0.25μm）上测定挥发性化合物，在 25℃条件下不分流吸 5min。升温程序为 40℃保持 5min，3℃/min 升温至 200℃，6℃/min 升温至 250℃，载气为高纯氦气（He）。电离方式为电子电离（electronionization，EI 源）；电子能量 70eV；电子源温度 220℃；质量扫描范围 20～500m/z；发射电流 100μA。定性定量方法：利用 GC-MS 工作站软件 Xcalibur4.2 与美国国家标准与技术研究院（nationalinstituteofstandardsandtechnology，NCBI）数据库，自动识别并检索各组分的质谱数据，结合质谱裂解规律，通过匹配度>80%进行筛选定性；采用内标法进行定量。

感官评价：参考 DBS15/013—2019《食品安全地方标准　蒙古族传统乳制品策格（酸马奶）》并加以修改，酸马奶的感官评价标准见表 6-1。

表 6-1　酸马奶感官评价标准

项目	评价标准	得分/分
香气（40 分）	有特征风味，香味醇厚，酸味适中	28～40
	特征风味差，香味稍淡，酸味明显	14～27
	无特征风味，酸味明显	≤13
组织状态（15 分）	组织均匀细腻，无乳清析出和沉淀物	10～15
	稍有乳清析出，有少量沉淀物	5～94
	乳清析出严重，有大量沉淀物	≤4
色泽（15 分）	色泽均匀，呈乳白色	10～15
	色泽较均匀，呈白色	5～94
	色泽不均匀，色泽灰暗	≤4

续表

项目	评价标准	得分/分
滋味与口感（30分）	口感顺滑，优良，无酸涩味	20～30
	口感较好，酸涩味淡	10～19
	口感粗糙，有明显酸涩味	≤9

二、马奶酒工艺改良

马奶酒是我国北方地区的特色饮品之一，传统马奶酒一般是指在马奶中加入发酵剂发酵数日后，形成具有独特马奶风味及浓郁酒香的乳白色发酵型饮料。马奶酒的历史可追溯至汉代，其加工工艺及原理延续至今，随着时间的推移，马奶酒的品质越来越好。马奶酒加工工艺得到明显优化，形成了丰富多样、各具特色的奶酒种类，如在我国北方常见的奶酒有蒸馏型奶酒、发酵型奶酒、勾兑型奶酒、起泡型奶酒和加气起泡型奶酒等。在我国新疆、内蒙古和西藏等牧区传统饮用的奶酒常为发酵型奶酒和蒸馏型奶酒。由于饮用人群少，传统奶酒的研究在国内外仅限于发酵型奶酒和蒸馏型奶酒，且研究主要集中在我国的新疆、内蒙古和西藏牧区及蒙古国、西亚和东欧的一些国家。随着社会的发展，人们对健康的追求，发酵型奶酒作为具有民族地域特色的新一代健康饮品已逐渐走向全国，奶酒已成为当前公认的除白酒、啤酒、黄酒、果酒、露酒外的第六大酒种。我国马奶酒的生产主要集中在新疆和内蒙古地区，经比较马奶与牛奶中的营养成分，前者更易被人体吸收。

1. 传统工艺弊端

随着社会经济的发展，人们的生活节奏加快，健康问题已成为热点话题，因此乳制品作为天然的保健饮料也应运而生，且人们目前对发酵型饮料的接受度较高，尤其是乳品发酵，因此发酵型奶酒行业将迎来蓬勃的发展期。

2. 传统方法酿造马奶酒的工艺优化

（1）酒曲制作　酿制马奶酒时，酒曲是很关键的原料，提取和贮藏酒曲是酿造马奶酒的重要工序，可以缩短酿造马奶酒的时间。提取酒曲有 2 种方法。

① 提取液态酒曲法　把 250g 糜子米或者谷米用细纱布袋装好，把袋口

拴牢，放入正在酿造过程中的马奶酒缸，15 天后捞出，阴干。贮藏到干净的地方，以备第 2 年使用。

② 提取固态酒曲法　在酿造马奶酒的过程中会产生一些沉淀物质，若要提取固态酒曲，在第 1 天不要搅动（或少搅动些），并在 7 天内不要过滤。在马奶酒发酵的平缓期内，把沉淀下的物质通过过滤的办法取出 2 碗，放进细纱布袋里，阴干，然后贮藏。酒曲的贮藏可以用直接贮藏法，这种办法是把贮藏用的容器如瓶子或小坛子洗干净，从酿造好的马奶酒里舀上 500～1500g，把瓶口（或坛口）用干净的纱布盖紧、盖牢，存放到深窖或冰箱中，不能受冻，也不能腐烂。第 2 年制马奶酒时，从深窖里取出作为酒曲使用。

（2）马奶酒的生产工艺流程

加酒曲
↓
新鲜马奶收集→搅拌→发酵→除杂→余浆入锅→蒸馏→回锅→2 次蒸馏→回锅→3 次蒸馏→冷却→贮藏。

（3）操作要点

① 马奶的收集　一次挤出马奶 500～1000g，1 天能挤 6～7 次奶。马奶必须是新鲜的，每次加马奶前需将马奶晾冷，传统马奶酒制作地点要选在距挤奶厂 250m，由于运输业和乳品加工业的发展，马奶酒的制作地点选择更灵活了。

② 加酒曲　酿造马奶酒时，酒曲的温度和质量，马奶的温度和质量，马奶加酒曲后的温度，它们之间关系密切。可用下面等式表示出来：

$$T_{奶}=\frac{m_{曲}\times T_{奶曲}-m_{曲}\times T_{曲}}{m_{奶}}+\frac{m_{奶}\times T_{奶曲}}{m_{奶}}$$

式中　$T_{奶}$——马奶的温度，℃；

$m_{曲}$——酒曲的质量，g；

$T_{奶曲}$——马奶加酒曲后的温度，℃；

$m_{奶}$——马奶的质量。

酒曲和马奶的加入都是通过递增的方法达到所需量。

③ 搅拌

a. 搅拌工具选择　搅杆要用干净无异味的木棍，长度要比缸或桶高出 66cm 左右，搅杆的一头安装一个木托，由圆形的木板制成，厚度大约 30mm，直径 150～180mm，要安牢，但不能用金属钉子（防止金属锈混入酒内）。

b. 搅拌作用　按时搅动混合物利于培养出酵母菌和乳酸菌，避免产生其他有害菌类和沉淀颗粒，使缸内的 CO_2 充分排出，使氧气充分满足发酵需要，便于有益菌类的培育。多搅动发酵物会使混合物的酸粒达到最小体积，使马奶酒稠细均匀，口感更佳。

c. 搅拌方法　每天用搅杆搅动约 1000 次，搅动要充分，传统的方法用人工搅动，费时费力，现可用电机带动搅杆，设定转速 6r/min，通过时间控制搅拌次数。

④ 发酵　发酵的最适温度为 24～26℃，最高不能超过 30℃。控制好发酵酸度是制作马奶酒的关键点，混合物的酸度控制在 45～70°T，酸度过低会影响发酵，酸度过高，发酵过快会影响马奶酒口味。传统的方法通过品尝大致确定酸度，不准确，现在可用酸度计进行测定。马奶发酵 5～7 天变酸，可食用，成熟后的酸度为 80～120°T，酒精体积分数为 1%，最高可达 2.5%～2.7%。

⑤ 除杂　传统方法是用纱布过滤除去沉淀物，用容器直接舀出上层脂肪，现代方法可选用离心分离机除杂。

⑥ 蒸馏和回锅　要得到酒精度较高的马奶酒，需要进行蒸馏和回锅，每蒸馏一次，马奶酒的度数就会增加。可根据要制得的奶酒度数，选择蒸馏次数，有的酒要进行 6 次蒸馏，酒精体积分数可达到 50%。

a. 传统制作方法　将发酵好的酸马奶倒入一个大铁锅中，大锅上面罩一个直径和锅沿差不多的无底大木桶，在大木桶中央吊一个小木桶，在大木桶的上端放置一口小铁锅，锅沿用布或毡片堵严实，防止蒸气外漏。小铁锅里加入凉水，这时可加火将酸马奶烧开，酸马奶经加热后会，遇小铁锅底凝成液体，顺着尖底锅滴入小木桶中，即为马奶酒。为了提高出酒率，上面的小铁锅里要不断换凉水，并要用水瓢扬水，可加快冷却速度。

b. 现代制作方法　可采用整体式快速冷却酿酒蒸馏设备，将蒸馏锅与冷却器设计成一体，使酒尾在冷却器中快速冷却，分流出部分水分，提高酒精度。此方法便于操作和管理，出酒快，节省能源。

3. 优化马奶酒对沙门氏菌抑菌效果发酵条件

沙门氏菌是一类寄生于人类和动物肠道内的一种革兰氏阴性杆菌，一些沙门氏菌如鼠伤寒沙门氏菌、肠沙门氏菌肠亚种是引起人类食物中毒主要病原菌。在中国，由沙门氏菌引起的病原微生物爆发事件位居第二，仅次于副溶血性弧菌。成熟的马奶酒对鼠伤寒沙门氏菌、金黄色葡萄球菌、大肠杆菌、单核增生李斯特菌有明显的抑制作用，而且马奶酒中所产的抑菌物质多种多样，其中主要以酸类、醇类和细菌素为主，尤其可以抑制一些病原菌和腐败菌。在内蒙古自治区呼伦贝尔、锡林郭勒盟蒙医医院都可以见到将酸马奶酒作为辅助治疗饮料治疗呼吸系统、胃肠道疾病的现象。目前，有很多关于利用响应面法优化乳酒和果酒发酵条件的研究，其中采用响应面法优化马奶酒抑菌效果和马奶酒抑制肠沙门氏菌的研究较少。通过考察发酵温度、发酵时间、接种量（乳酸菌/酵母菌）等 3 个因素，以马奶酒对指示菌的抑菌圈直径为响应面值建立方程组和模型，预测出发酵温度 33℃，发酵时间 89h，接种量（乳酸菌/酵母菌）5.6%∶2.4%。在此条件下发酵出的马奶酒抑菌圈直径为 17.70mm，马奶总酒精度为 1.2%vol，说明该数学模型对马奶酒抑菌效果的预测准确可行，对马奶酒的研究具有一定的意义。

4. 玫瑰马奶露酒生产工艺优化

近年来，以玫瑰作为原材料酿制酒类饮品的研究颇多且加工工艺愈发成熟，常见酒基为白酒、葡萄酒、米酒、食用酒精等，而以马奶酒作为酒基的玫瑰酒见相关报道。马奶酒不仅是一类酒种，更是一种文化传承。无论是还是各种理化试验检测结果，均显示出其具有一定的食疗效果。以马奶酒作为酒基浸提玫瑰，制成一种口感独特、具有较高饮用价值的新型复合玫瑰马奶露酒，不仅可以丰富食用玫瑰的应用形式，同时能够进一步扩宽饮料市场。

以马奶酒和干玫瑰花为主要原料，通过马奶酒对干玫瑰花浸提、过滤，采用单因素试验选择酒基、干玫瑰花品种、三氯蔗糖添加量，正交试验确定最佳浸提温度、浸提时间、料液比，并测定其多糖、多酚含量，制备出口感细腻具有玫瑰风味的香醇花果型露酒。确定产品工艺最佳条件为酒基选择 22%vol 马奶酒，干玫瑰花材料选择墨红玫瑰∶滇红玫瑰 1∶1（质量比），浸提温度 25℃，浸提时间 24h，料液比 1∶50（g/mL），三氯蔗糖最佳添加量为 0.10%，在此条件下产品中多糖含量为 37.63mg/mL，多酚含量为 23.12mg/mL，均显著高于马奶酒中含量。综上所述，玫瑰马奶露酒呈鲜艳玫红色，口感清甜，酒香浓郁，具有更高的饮用价值。

三、其他产品工艺优化

1. 微胶囊化酸马奶粉制备工艺

酸马奶需要在低温条件下保存和运输以保证其所含乳酸菌的活性和功

能。但冷藏和冷链物流条件不仅增加额外的投资和运营成本，也会限制酸马奶的销售范围。若将其制成粉剂可解决上述问题。乳粉的制备方法较多，其中喷雾干燥方法因其处理量大、耗时短、成本低而应用广泛，但该方法由于处理温度高，若用其制备酸马奶粉会影响乳酸菌的活性。微胶囊化方法是一种将乳酸菌等敏感芯材封装在微型胶囊中的技术。大量研究表明，该技术可有效保护乳酸菌免受外界环境的不利影响，不仅提高乳酸菌稳定性，还可改善其在肠道中的定植能力。本研究以脱脂乳粉、麦芽糊精为包埋壁材，利用喷雾干燥技术制备微胶囊化酸马奶粉，并评估微胶囊化酸马奶粉的储存稳定性、肠液耐受性和耐胃酸性、微胶囊的形态结构等，为拓展酸马奶在食品、医疗保健等领域的应用提供参考。

（1）微胶囊化酸马奶粉制备单因素试验　通过单因素试验研究了喷雾干燥法制备微胶囊化酸马奶粉的工艺条件，以酸马奶粉出粉率、冲调性、包埋率、乳酸菌活性为指标，通过单因素试验，探讨了蠕动泵转速、进风温度、脱脂乳粉添加量、麦芽糊精添加量等条件对微胶囊化酸马奶粉的影响。试验得出四个因素最佳水平范围：蠕动泵转速（16r/min、18r/min、20r/min）；进风温度（135℃、140℃、145℃）；脱脂乳粉添加量（3%、5%、7%）；麦芽糊精添加量（5%、7%、9%）。

（2）微胶囊化酸马奶粉制备响应面优化试验　在单因素试验的基础上，以出粉率和乳酸菌活性为响应值，设计喷雾干燥参数条件和微胶囊壁材添加量进行响应面试验。结果表明，喷雾干燥法制备微胶囊化酸马奶粉的最佳工艺参数为：蠕动泵转速为18r/min、进风温度为140℃、脱脂乳粉添加量为5%、麦芽糊精添加量为7%。此条件下的微胶囊化酸马奶粉出粉率及乳酸菌活性均最高，分别为（64.14±0.47）%和（64.63±0.33）%，且形状良好，机械强度高。通过研究优化小型喷雾干燥工艺参数为工业化生产提供初步参考。

（3）微胶囊化酸马奶粉耐藏性及体外模拟试验　本研究将液态酸马奶、对照组与试验组分别置于室温、4℃、−20℃等条件下储存30天，观察在此过程中乳酸菌的存活率变化趋势。结果表明，液态酸马奶在4℃储存时乳酸菌活性下降最为缓慢，存活率由多至少依次为4℃＞−20℃＞室温；两组酸马奶粉在4℃储存时，乳酸菌活性下降最为缓慢，室温储存时下降最快，依次为4℃＞−20℃＞室温，其中试验组4℃储存30天后存活率为（78.15±0.11）%，而对照组4℃储存30天后存活率为（21.29±0.09）%。由此可看出，微胶囊可有效保护酸马奶粉贮藏期乳酸菌活性。对试验组与对照组两组酸马奶粉的胃液耐受性、肠液耐受性、形态结构等理化性质研究结果表明：用模拟胃液处理 6h 后，对照组乳酸菌活性为 0.08%、活菌数为（3.30±0.003）$\times 10^4$ CFU/g；试验组乳酸菌活性为 40.55%、活菌数为（1.70±0.34）$\times 10^6$ CFU/g；对照组与试验组用模拟肠液处理 6h 后，对照组乳酸菌存活率为 0.07%、活菌数为（3.30±0.002）$\times 10^4$ CFU/g；试验组乳酸菌存活率为 31.31%、活菌数为（1.32±0.34）$\times 10^6$ CFU/g。

由此可见，微胶囊化有利于提高酸马奶粉中有益菌对胃、肠液的耐受性；采用扫描电镜观察酸马奶粉的形态结构发现，对照组呈不规则球形，表面有皱痕，颗粒大小相差大，较多颗粒粘连在一起；试验组微胶囊颗粒饱满，颗粒大小较均匀，颗粒比较松散。由此可见，酸马奶微胶囊化可使酸马奶粉的结构保持更高的完整性。

2. 酸马奶味乳清奶糖制作工艺

以牛奶乳清和酸马奶粉为原料，通过配方与工艺的优化，制作一种营养丰富且口感香甜的酸马奶味乳清奶糖。通过配比单因素试验和响应面分析确定最佳配方，再通过工艺单因素和正交试验确定其最佳工艺条件。并对最优条件下生产的产品品质、功能特性及贮藏期间品质变化的情况进行检测分析。最后制定了该产品的企业执行标准。研究结果如下。

（1）以感官评分和质构为评价指标，通过单因素试验和响应面分析，对酸马奶味乳清奶糖的配方优化结果显示，酸马奶粉、黄油、淀粉糖浆、甜菊糖和明胶的添加量分别为 21.0%、7.0%、5.0%、0.2%和 7.0%，此时的感官得分最高，为 89.96±0.81。

（2）以感官评分和质构为评价指标，通过单因素和正交试验，对酸马奶味乳清奶糖的工艺条件优化结果显示，熬煮时间、熬煮温度和冷却成型温度分别为 40min、130℃和 4℃，此时感官得分最高，为 91.0±0.2。

（3）酸马奶味乳清奶糖的营养成分测定结果显示，水分、蛋白质、脂肪、还原糖含量和干燥失重率分别为 8.38±0.02%、9.85±0.02%、2.5±0.37%、17.72±0.09%和 7.65±0.04%，具有一定的营养益生特性。

（4）酸马奶味乳清奶糖共检出 16 种氨基酸，氨基酸总量为 7.05g/100g，高于对照组 4.50g/100g，包含 6 种必需氨基酸。酸马奶味乳清奶糖饱和脂肪酸含量为 1.11g/100g，不饱和脂肪酸含量为 0.55g/100g，共检测出 25 种脂肪酸，对照组为 18 种。

(5) 酸马奶味乳清奶糖具有一定的功能特性，其浓度为 10mg/mL 时的 DPPH 清除率为 45.06%±0.02%，羟基自由基清除率为 50.03%±0.02%，还原活性为 0.47%±0.08%，亚硝酸盐降解能力为 53.51%±0.09%，降胆固醇能力 48.9%±2.45%，ACE 抑制率为 44.10%±1.23%。

(6) 对酸马奶味乳清奶糖在三个月的贮藏期内品质检测结果显示，水分含量呈下降趋势，但无显著变化；酸价显著上升；硬度显著上升；在贮藏期内微生物指标均在正常范围内，菌落总数和大肠菌群数均符合国标要求。

四、除膻

马奶作为一种营养丰富的乳制品，在传统加工过程中可能会产生一些不良风味，如膻味。去除马奶中的膻味是一个挑战，因为它不仅影响产品的口感和品质，还可能影响到消费者的接受度。马奶中的膻味主要来源于脂肪酸和挥发性化合物。脂肪酸是马奶中常见的成分，而挥发性化合物则在发酵过程中产生，这些物质在发酵乳制品中可能产生不良风味。

1. 物理脱膻

参考羊乳物理脱膻技术，可使用真空闪蒸法。这种方法利用压力下降、溶液沸点下降的原理进行真空蒸发冷却，除去易挥发的短链脂肪酸。真空闪蒸可以在不显著影响马奶中活性营养物质的同时，去除膻味物质。例如，真空闪蒸法可以在实际生产中采用热处理和抽真空闪蒸两种处理手段相结合的方式，以保证马乳的风味，也能避免马乳本身营养因子的损失，从而得到品质更好的脱膻纯马乳。

2. 发酵除膻

生物发酵法则利用乳酸菌等有益微生物进行发酵，分解脂肪酸和挥发性化合物，从而减轻或去除膻味。此外，还可以通过优化发酵条件和后处理步骤，如变温发酵工艺优化，来改善马奶的风味。

发酵乳中各挥发性风味成分之间的叠加、协同、抑制等作用共同赋予发酵乳独特的味道。由于发酵马乳中挥发性风味物质是一些较为复杂的化学成分，其成分含量较低，研究难度较大。因此，在研究和分析挥发性风味物质前对其进行前处理工作，以便于进一步完成更加全面、完整的分析。目前，针对发酵马乳中挥发性风味物质的分析前处理技术大致有同时蒸馏萃取法

(SDE)、溶剂辅助蒸发法（SAFE)、固相微萃取技术（SPME)、顶空固相微萃取法（HSSPME）等。

3. 其他方法

为了去除或减少马奶中的膻味，可以采用其他多种方法。例如使用掩蔽剂或吸附剂，可以掩盖或中和马奶中的膻味。目前，国内的除膻方法有民间中草药脱膻和高温加热法等，同时开发了 β-环状糊精包埋法及自来水漂洗法。常见除膻剂包括：β-环状糊精、乙基麦芽酚、玉兰花茶叶等。

酸马奶和奶酒是具有特殊风味的民族食品，其中风味物质种类复杂，是该产品重要的特殊标志。但是目前对酸马奶和奶酒的风味研究还较少，其中存在风味物质通常只是特殊的呈味物质，并未分析。利用风味物质的测定作为风味食品的评定指标，规范生产，保护地理标志产品，具有很大的应用价值。确定传统酸马奶的主要风味来源，利用风味物质作为参考评价指标，该研究有助于产品品质的提高以及加工工艺的改进，为酸马奶和奶酒品质和风味鉴别提供理论依据。

第二节　发酵菌株

一、传统马奶酒发酵菌

传统的马奶酒有两种发酵方式，一种是利用环境中的微生物自然发酵，另一种是在马奶酒中加入酒曲进行发酵。酒曲的酸度通常为 96～120°T，酵母和乳酸菌的比例为 2∶1，因此，用此酒曲可以生产出既有酒精又有酸味的乳制品。如表 6-2 所示的是酒曲中生化成分及含量。

表 6-2　酒曲中的生化成分及含量

储存时间/d	发酵剂质量/kg	酸度/°T	维生素 C/(mg/kg)	乳糖/%	脂肪/%	酒精/%	蛋白质/%
0	0.007	98.8	95.0	3.6	2.0	1.6	2.3
7	0.007	97.8	95.0	3.4	2.0	16	2.1
14	0.007	101.2	92.0	3.2	1.9	1.7	2.0
21	0.006	106.0	87.0	3.0	1.8	1.7	2.0
28	0.006	113.0	81.0	2.7	1.7	1.8	1.8

传统的马奶酒制备主要需要能发酵产乙醇的酵母和能发酵产乳酸的乳酸菌的参与，以下介绍了乳酸杆菌、乳酸链球菌和酵母的形态学，生理生化特性等。

1. 乳酸杆菌 Bulgaricum

在 1960 年至 1981 年之间，Davidoff. R. B、Khrisanorovna、R. Baldorj，Ts. Namsrai 等从脱脂牛奶酒中分离出了乳酸杆菌 *Bulgaricum*。Bogdanova、Kvas nikov 和 Korolyev 等从马奶酒中分离出的乳酸杆菌经菌落形态、生理、生化特性等方面的鉴定为 *Bulgaricum*，因此，他们把该乳酸菌命名为 *Laktobaktyerum bulgarisum*MON-75（*Laktobaktyerum bulgarisum*704）。

2. 乳链球菌 Streptococcus lactis

1963 年至 1975 年，微生物学家 Bogdanov、Skorodumova、Korolyeva 和 Byerdj 从马奶酒中分离出另一类乳酸菌，根据菌落及细胞形态和生理生化特性的对比研究，确定此类乳酸菌为乳链球菌属。并命名为乳酸链球菌 *Streptococcus lactis*-MON-75（*Streptococcus lactis*694）。

3. 酒精发酵的酵母 Saccharomyces lactis-704

酵母是马奶酒中用于生产酒精的重要微生物，1988 年，Koroleva 对酸马奶酒中微生物的组成进行了研究，发现马奶酒中的酵母菌主要有酦酵母、软骨酵母和乳酸酵母，并成功分离得到了对结核杆菌有明显抑制作用的酵母菌。通常这些酵母菌落呈半球状，颜色为亮灰色，直径为 4～5mm，经 24～48 小时发酵后酵母菌落直径可增长到 10～14mm。

二、马奶酒发酵剂用菌种的筛选

1. 马奶酒工业化生产发酵剂

在马奶酒的生产中，发酵剂的主要作用是产酸、产酒精，以及改善马奶酒的质构及促进风味物质形成，因此选择合适的发酵剂对马奶酒的工业化生产尤为重要。因市场迫切需要，需将马奶酒这种传统方便饮料工业化生产，其中发酵剂在马奶酒的加工过程中起着至关重要的作用。然而，传统天然发酵剂很大程度上影响马奶酒的工业化生产。目前国外对于新发酵剂的开发很多依靠基因工程，但是其应用受到消费者和欧盟的阻碍。因此，传统的筛选和鉴定方法对于马奶酒发酵剂的开发仍起着一定程度的作用。根据文献，酵母菌联合乳酸菌制备马奶酒时，酵母菌含量为 2/3 时，马奶酒品质较好，因此需考察酵母菌（F1）、酵母菌联合嗜酸乳杆菌（F2）、酵母菌联合瑞士乳杆菌（F3）、酵母菌联合两种乳杆菌（F4）四种发酵剂，以酒精度、酸度、感官品质为评价指标，开发适合马奶酒工业化生产的优良发酵剂。

经 GAN-ODNAMNANSUREN、徐敏等的研究，通过对菌株一定程度的活化、培养，得到最佳状态的酵母菌、嗜酸乳杆菌及瑞士乳杆菌，综合不同指标，如产酒精度、产酸及马奶酒感官品质，研究不同发酵方式对马奶酒的影响，从而筛选出最佳马奶酒发酵剂。结果表明，当发酵剂为 F4（即 6%酵母菌联合 1%嗜酸乳杆菌及 1%瑞士乳杆菌）时，马奶酒酒精度为 1.39% vol，马奶酒酸度为 90°T，感官评分达到 91 分，且马奶酒品质最佳，因此，确定马奶酒工业化生产发酵剂为 6%酵母菌联合 1%嗜酸乳杆菌及 1%瑞士乳杆菌。

2. 对酸马奶发酵剂菌株的筛选及其发酵工艺优化

以从传统乳制品中分离的乳酸菌和酵母菌为研究对象，以发酵能力和感官特征为评价指标，并结合其益生特性进行初筛和复筛，获得具有潜在益生特性的优势菌株，再以菌株发酵酸度、乙醛和乙醇的含量和感官特征为指标，对其进行复配，并确定最佳复合发酵菌株及其配比。以感官评定为指标，通过发酵剂比例、发酵剂添加量、发酵温度和发酵时间进行单因素和正交试验，确定酸马奶的最佳发酵工艺条件。测定添加复合发酵剂的酸马奶在贮藏期间品质的变化。研究结果如下。

（1）对从传统酸马奶和酸驼奶中分离的 116 株乳酸菌和 52 株酵母菌进行初筛和复筛，获得具有发酵快、产香能力突出，且具有耐酸、耐胆盐、高产乙醇和乙醛和潜在益生特性的乳酸菌和酵母菌各 5 株。

（2）对 5 株乳酸菌和 5 株酵母菌序列进行 16SrDNA 和 ITSrDNA 鉴定得知，菌株 SMN11-4 和 SMN14-2 被鉴定为发酵乳杆菌（*Lactobacillus fermentum*），MN8-1 为植物乳杆菌（*Lactobacillus plantarum*），BX2-1 为瑞士乳杆菌（*Lacto bacillus helveticus*），BX3-1 为耐久肠球菌（*Enterococcus durans*），酵母菌 M2-1、M2-1-1、M2-5 和 M4-2 被鉴定为单孢哈萨克斯坦酵母（*Kazachstania unispora*），M4-1 为马克斯克鲁维酵母（*Kluyveromyces marxianus*）。

（3）以发酵酸度、乙醛和乙醇含量和感官特性为指标，对选定的 5 株乳酸菌和5株酵母菌，进行两两和三三复配发酵试验。结果显示，发酵酸马奶的最优乳酸菌组合为SMN11-4：SMN14-2：BX2-1，其比例为2：4：2，此时的pH值4.09，滴定酸115°T和感官评分最高（91.72±1.38）。发酵酸马奶的最优酵母菌组合为M2-5：M4-1：M4-2，其比例为1：3：2，此时的乙醇含量1.46%（v/v），乙醛含量17μg/mL，感官评分最高（91.64±0.50）。

（4）通过酸马奶发酵工艺的单因素和正交试验，确定最佳工艺参数为：发酵剂比例（乳酸菌和酵母菌比例）为1：1，复合发酵剂添加量为6%，发酵温度为30℃和发酵时间为48h，此时的成品酸马奶感官评分最高，为（93.56±3.15）分。其中每100g酸马奶的蛋白质、脂肪、乳糖、水分和灰分的含量分别为（1.68±0.01)g、（1.92±0.05)g、（0.27±0.01)g、（90.51±0.43)g和（0.35±0.02)g。

（5）在4℃的贮藏条件下，酸马奶成品的微生物数量、发酵酸度和组织状态在21天的贮藏期内均处于稳定状态。

三、不同马奶酒的发酵剂与马奶酒品质

马奶酒的发酵剂中通常包括三种微生物，即乳酸杆菌、乳酸链球菌和酵母菌。

马奶酒中分离的乳酸杆菌通常在18～20℃的条件下产酸，脱脂乳通常要发酵5天，其产品的酸度能达到336°T，而在41℃的条件下，只需72h酸度就能达到396°T，84h后酸度达到410°T，110h后酸度又回到396°T，因此，乳酸杆菌产酸能力与环境的温度和时间有关。乳酸杆菌在滞后期、对数期、稳定期和衰亡期的产酸能力分别为0.2%～0.7%，1.7%～2.2%，1.6%～2.2%，1.7%～2.0%，表6-3所示的是乳酸杆菌*Bulgaricum*的发酵能力。

表6-3　乳酸杆菌Bulgaricum的发酵能力

时间/h	酸度/°T	乳糖/%	乳酸/%
0	57.1	5.4	0
4	61.6	5.2	0.2
6	83.9	4.8	0.7
12	198.1	4.2	1.2
24	273.3	4.0	1.6
36	333.3	3.8	1.7

续表

时间/h	酸度/°T	乳糖/%	乳酸/%
48	370.7	3.2	2.0
60	376.2	3.0	2.1
72	386.2	2.1	2.2
84	401.5	1.8	1.9
96	400.4	1.1	1.7

注：发酵温度为28～30℃。

乳酸链球菌通常在28～30℃的温度下生长繁殖较快，最高温度为40℃，最低温度为10℃。链球菌在发酵脱脂乳初期的酸度28.8°T；发酵4h后，酸度为36.2°T；发酵24h后，酸度达到90.2°T，48h时达到120°T。表6-4所示的是乳酸链球菌的发酵能力。

表6-4 乳酸链球菌的发酵能力

时间/h	酸度/°T	乳糖/%	乳酸/%
0	20	4.1	0
4	36.2	3.8	0.3
8	60.5	3.4	0.5
12	70.0	3.0	0.9
24	90.2	2.2	1.5
48	126.5	1.4	2.1
72	132.0	0.9	2.2
96	200.1	0.3	2.4

注：发酵温度为28～30℃。

乳酸菌发酵产生乳酸时，酵母菌也在参与发酵产生乙醇。这3种微生物同时存在于马奶酒中时，酵母菌不会受到乳酸菌的抑制，而是大量地产生二氧化碳和酒精，表6-5所示的是发酵期间酵母菌产生乙醇的能力。

表6-5 发酵期间酵母菌产生乙醇的能力

发酵时间/h	0	3	6	12	18	24	48	72
乙醇含量/%	0.42	0.55	0.69	0.71	0.88	1.17	1.41	1.67

注：发酵温度为28～30℃。

第三节 酸马奶中益生菌种类及功能

蒙古族和哈萨克族等少数民族素来有饮用马奶及其制品的习惯，其中酸马奶是最具代表性的马奶制品之一。酸马奶由自然发酵的方式产生，其中含有丰富的微生物，如乳酸菌、酵母菌、醋酸杆菌、微小杆菌等，不仅具有独特的微酸、醇香风味，而且具有营养保健作用。蒙医学的长期临床实践表明，酸马奶具有预防和治疗心悸、头痛、冠心病、肺结核、泌尿病等疾病的作用。

近年来，酸马奶因其丰富的营养、潜在的治疗特性和高度的微生物多样性受到了更多关注，其中的益生菌分离纯化、功能特性及作用机制等相关研究正在不断推进，为其在功能性食品和医疗领域的应用奠定了理论基础。

一、酸马奶中的益生菌

1. 酸马奶中的微生物组成

传统酸马奶的生产采用回添法（back-slopping method）制成，即以约30%已发酵完成的酸马奶为发酵剂，接种至约70%的生马奶中，经1～3天发酵后获得新一批的酸马奶。因此该工艺制成的酸马奶具有高度复杂的微生物群落结构，其组成和丰度容易受到地域、季节、发酵时间、制作方法等多种环境因素影响，其中乳酸菌和酵母菌通常作为优势菌，是酸马奶大部分益生特性的主要来源。

整体来看，酸马奶中的细菌大部分属于乳酸菌，在发酵过程中起着重要作用，可将乳糖代谢为乳酸，影响产品的香气、质地和酸度，并赋予酸马奶丰富的益生功能。在属的水平上，主要包括乳杆菌属（*Lactobacillus*）、乳球菌属（*Lac- tococcus*）、链球菌属（*Streptococcus*）、醋酸杆菌属（*Acetobacter*）等。而在物种水平上，常见菌种为瑞士乳杆菌（*Lactobacillus helveticus*）、植物乳杆菌（*Lactobacillus plantarum*）、干酪乳杆菌（*Lactobacillus casei*）、开菲尔乳杆菌（*Lactobacillus kefiranofaciens*）。

在真菌方面，哈萨克斯坦酵母属（*Kazachstania*）、酵母菌属（*Saccharomyces*）丝孢酵母属（*Trichosporonaceae*）、克鲁维酵母属（*Kluyveromyces*）、毕赤酵母属（*Pichia*）、德克酵母属（*Dekkera*）为主要的真菌，在酸马奶的蛋白水解、脂肪分解、酒精和二氧化碳生成、风味形成等发酵过程中起重要作用。具体而言，酿酒酵母（*Saccharomyces cerevisiae*）、马克斯克鲁维酵母（*Kluyve- romyces marxianus*）等酵母菌为常见的真菌菌种。此外，酸马奶样品中可普遍检测到青霉属（*Penicillium*）、枝孢霉属（*Cladosporium*）和曲霉属（*Aspergillus*），这些丝状真菌是常见的乳制品腐败菌，可导致不良风味的产生，影响酸马奶的食用品质。不同研究中的酸马奶微生物组成见表 6-6。

2. 酸马奶中分离的益生菌

益生菌是一类当摄入足够量时，对宿主的健康有益的活的微生物。益生菌的种类繁多，目前已报道的益生菌大致可分为以下五大类：乳杆菌类、双歧杆菌类、芽孢杆菌类、链球菌类和其他类（如明串株菌属、酵母菌、乳酸片球菌），其中最常用的益生菌主要包括乳杆菌、酵母菌等。而酸马奶中富含乳酸菌（包括乳杆菌类、链球菌类等）和酵母菌等微生物，赋予其筛选多种益生菌的潜力。目前，多种分离自酸马奶的益生菌研究已取得较大进展。

表 6-6　不同研究中的酸马奶微生物组成

微生物类别	样本数量	鉴定出的微生物属数量	主要存在的属	参考文献
细菌	11	126	乳杆菌属（*Lactobacillus*，50.91%）、醋酸杆菌属（*Acetobacter*，17.99%）、微小杆菌属（*Exiguobacterium*，8.17%）、乳球菌属（*Lactococcus*，7.62%）、克雷伯菌属（*Klebsiella*，5.75%）、不动杆菌属（*Acinetobacter*，2.69%）、假单胞菌属（*Pseudomonas*，1.75%）、肠杆菌属（*Enterobacter*，1.67%）	183
	29	124	乳杆菌属（*Lactobacillus*，83.1%）、乳球菌属（*Lactococcus*，8.2%）、链球菌属（*Streptococcus*，4.1%）、醋酸杆菌属（*Acetobacter*，1.3%）	186
	3	318	乳杆菌属（*Lactobacillus*，47.93%）、链球菌属（*Streptococcus*，12.15%）、乳球菌属（*Lactococcus*，9.23%）、沙雷氏菌属（*Serratia*，8.17%）、明串珠菌属（*Leuconostoc*，7.10%）、醋酸杆菌属（*Acetobacter*，7.08%）	187
	39	73	乳杆菌属（*Lactobacillus*）、肠杆菌属（*Enterobacter*）、乳球菌属（*Lactococcus*）、拉乌尔菌属（*Raoultella*）、肠球菌属（*Enterococcus*）、明串珠菌属（*Leuconostoc*）、链球菌属（*Streptococcus*）	193
	3	33	乳杆菌属（*Lactobacillus*）、乳球菌属（*Lactococcus*）、醋酸杆菌属（*Acetobacter*）、拉乌尔菌属（*Raoultella*）、链球菌属（*Streptococcus*）	184

续表

微生物类别	样本数量	鉴定出的微生物属数量	主要存在的属	参考文献
真菌	11	59	克鲁维酵母属（*Kluyveromyces*）、酵母菌属（*Saccharomyces*）、双足囊菌属（*Dipodascus*）、哈萨克斯坦酵母属（*Kazachstania*）、德克酵母属（*Dekkera*）、丝孢酵母属（*Trichosporon*）、青霉属（*Penicillium*）、毕赤酵母属（*Pichia*）、棒孢酵母属（*Clavispora*）、枝孢霉属（*Cladosporium*）、曲霉属（*Aspergillus*）	183
	3	118	哈萨克斯坦酵母属（*Kazachstania*，36.38%）、丝孢酵母属（*Trichosporonaceae*，17.43%）、克鲁维酵母属（*Kluyveromyces*，13.94%）、毕赤酵母属（*Pichia*，12.58%）、念珠菌属（*Candida*，2.45%）	187
	39	172	德克酵母属（*Dekkera*，99.33%）	193
	3	43	德克酵母属（*Dekkera*）、克鲁维酵母属（*Kluyveromyces*）	184

例如，干酪乳杆菌 Zhang（*L. casei* Zhang）是内蒙古农业大学团队从酸马奶中分离筛选出的一株具有益生特性的乳酸菌，该菌株是我国第一个完成基因全序列测定的乳酸菌菌株，长期以来的研究证实其具有免疫调节、抗氧化、治疗急慢性肾病、减轻急性肝损伤、缓解胰岛素抵抗等多种益生功能，已经成为研究较为充分的一株益生菌。此外近期研究正持续从酸马奶中筛选出不同的益生菌菌株，主要仍属于乳酸菌或酵母菌：马新淼从酸马奶中共筛选出 10 株具备益生特性的乳酸菌，其中编号为鼠李糖乳酪杆菌 M2（*Lacticaseibacillus rhamnosus* M2）的菌种为优势菌种；雷雪艳等将分离自酸马奶的 93 株开菲尔乳杆菌（又称产马乳酒乳杆菌）进行进一步筛选，得到 2 株特性优良的菌株，分别为产马乳酒乳杆菌 IMAU12331 和 IMAU12208，均具有较好的胃肠液耐受性、乙醇耐受性和抑菌特性。

除了乳酸菌以外，一些酵母菌等真菌类益生菌也已从酸马奶中分离。唐弦等从酸马奶中筛选得到适用于发酵的 3 株优良酵母菌菌株，分别为达文波特星形酵母（*Starmerella davenportii*）、酿酒酵母（*Saccharomyces cerevisiae*）、马克斯克鲁维酵母（*Kluyveromyces marxianus*）；Chen 等同样自酸马奶中筛选得到酿酒酵母，并发现其产生的抗菌化合物具有调节肠道菌群、增强免疫等功能。

3. 酸马奶中益生菌的功能性发酵产物

在酸马奶的发酵过程中，益生菌可产生多种功能性代谢产物，如各种酶类、有机酸、多糖类、维生素及辅酶、生物活性肽等（表 6-7），它们是许多菌株发挥益生作用的分子基础，与酸马奶中益生菌体现出的营养保健功能密切相关，具体包括以下几类。

表 6-7　酸马奶中益生菌产生的功能性物质

相关益生菌	功能性物质种类	具体成分
乳杆菌属（*Lactobacillus*）、醋酸杆菌属（*Acetobacter*）、德克酵母属（*Dekkera*）、哈萨克斯坦酵母属（*Kazachstania*）	有机酸	乳酸、苯甲酸、乙酸、丁酸、己酸、辛酸、正癸酸、9-癸烯酸、甲羟戊酸等
乳杆菌属（*Lactobacillus*）等	维生素及辅酶	吡哆醇（维生素 B_6）、L-抗坏血酸（维生素 C）、腺嘌呤
乳酸菌等具有蛋白水解酶活性的益生菌	生物活性肽	β-酪蛋白衍生肽、α_{s1}-酪蛋白衍生肽、α_{s2}-酪蛋白衍生肽、κ-酪蛋白衍生肽
乳杆菌属（*Lactobacillus*）、醋酸杆菌属（*Acetobacter*）、德克酵母属（*Dekkera*）等	其他次级代谢产物	2,4-二叔丁基苯酚、D-脯氨酸、L-异亮氨酸、组胺、腺苷、鞘氨醇、20-羟基二十碳四烯酸、4-氨基丁酸酯

有机酸：乳酸、乙酸、辛酸、正癸酸等是酸马奶中的关键酸味物质，其合成代谢与乳杆菌属、德克酵母属丰度呈正相关，不仅赋予了酸马奶风味，而且使酸马奶的 pH 值降低，抑制有害微生物的生长和繁殖；甲羟戊酸则是酵母细胞代谢过程中的重要有机酸，是合成萜类、醌类等具有高附加值的次生代谢产物的前体化合物，而萜类和醌类具有抗肿瘤、抗氧化等生理功能。

维生素及辅酶：例如核酸和辅酶的重要组成部分腺嘌呤，其具有缓解疲劳、增强免疫功能、防止自由基的形成和调节血糖平衡等功能；此外酸马奶中的 L-抗坏血酸（维生素 C）含量较发酵前增加，能够发挥增强免疫力、预防癌症及心脏病等功效；吡哆醇（维生素 B_6）的形成则与乳杆菌的增殖相关，可参与氨基酸代谢和发挥免疫功能。

生物活性肽：如 Ganzorig 等自酸马奶中鉴定出 24 种生物活性肽，其中大部分来自 β-酪蛋白，部分肽段经序列比对分析后推测具有抗菌作用和血管紧张素转换酶抑制活性，提示其潜在的抗高血压作用。

其他活性物质：酸马奶的发酵过程中，D-脯氨酸、L-异亮氨酸、组胺、20-羟基二十碳四烯酸、4-氨基丁酸酯等其他次级代谢产物含量也显著增加，在营养补充、调控免疫反应、治疗高血压等方面发挥重要作用。

二、酸马奶中益生菌的保健功能

目前已有大量研究聚焦于探究酸马奶中益生菌在营养保健、辅助治疗等方面的作用，并证实其对多种疾病具有显著的防治功效，现将其总结为表 6-8。

表 6-8 酸马奶中益生菌的多种保健功能

相关益生菌	保健功能	主要作用机制
L. casei Zhang、*L. helveticus* NS8 等乳酸菌，*S. cerevisiae* 等酵母菌	调节免疫功能	增加体内 IL-2、SIgA、IgG 水平；提升 IL-10 水平
L. casei Zhang 等乳酸菌	调节肠道菌群，促进胃肠道健康	影响宿主的苯丙氨酸代谢；使体内 IL-1 减少、短链脂肪酸增加
L. fermentum SM-7 等乳酸菌	降低体内胆固醇水平	水解产生游离胆汁酸；促使过量胆固醇转运至肝脏；将胆固醇掺入到自身细胞膜、细胞壁
L. casei Zhang 等乳酸菌，酒香酵母属（*Brettanomyces*）和厚壁孢酵母属（*Pa chytichospora*）等酵母菌	辅助结核病的治疗	与抗结核菌进行营养竞争；产生广谱抑菌物质；抑制炎症的过度发生
乳酸菌等	预防神经系统相关疾病	影响调节神经递质合成；调控免疫炎症因子的释放；维持肠道屏障的完整性
L. helveticus H9	辅助降血压	抑制血管紧张素转换酶

1. 调节免疫功能

益生菌能够通过产生免疫相关活性物质，对宿主的免疫系统进行调节，从而预防和缓解感染、减少局部炎症组织损伤。酸马奶中含有的大量益生菌，能够直接调节肠道微环境，增强免疫功能。例如前文提及的干酪乳杆菌 Zhang 能够从多种途径增强免疫功能：该菌株可增加脾脏中白细胞介素-2（IL-2）的含量，从而诱导活化的 T 细胞和 B 细胞增殖，增强自然杀伤细胞（NK 细胞）毒性，并增加单核细胞和巨噬细胞对肿瘤细胞和细菌的杀伤活性；能够提升肠道中分泌型免疫球蛋白 A（SIgA）水平，SIgA 作为肠黏膜的主要免疫球蛋白，可以抑制细菌和病毒在胃肠道的附着而防止被病原菌感染；还可提高血清中的总免疫球蛋白 G（IgG）水平，从而增强体液免疫应答。此外，Rong 等从酸马奶中分离得到的瑞士乳杆菌 NS8（*L. helveticus* NS8）能够显著提升抗炎细胞因子白细胞介素-10（IL-10）的分泌水平，从而缓解小鼠结肠炎和脂多糖（LPS）诱发的巨噬细胞系炎症反应。

酸马奶中分离得到的酵母菌同样具有免疫调节作用。Chen 等将筛选自酸马奶的酿酒酵母（*Saccharomyces cerevisiae*）进行培养后，从其培养液中萃取得到酿酒酵母抗菌物质，并用于饲喂致病性大肠杆菌 O8（*Escherichia coli* O8）感染小鼠，发现小鼠血液中免疫球蛋白 IgG、IgM 增多，$CD3^+$ T 淋巴细胞数量增加（代表外周淋巴器官中总 T 细胞数量增加）而 $CD8^+$ T 淋巴细胞减少，从而使 $CD4^+/CD8^+$ 比值升高，机体免疫功能更趋于平衡，说明酿酒酵母可以增强小鼠的免疫功能，缓解大肠杆菌 O8 感染引发的临床症状。

2. 调节肠道菌群，促进胃肠道健康

肠道微生物群平衡有着重要的生理意义，若该平衡被破坏，会引发胃肠道炎症、肠易激综合征甚至癌症的发生，而益生菌是修复肠道菌群失调、治疗和预防其功能紊乱的有效手段之一。酸马奶长期以来被视作是一种可用于治疗慢性胃炎的功能性饮品，在蒙医中已有所应用。刘秀芳经实验证实，酸马奶中益生菌在发酵过程中会产生一些新的生物活性物质，在辅助治疗过程中发挥了重要作用，如酵母菌可影响宿主的苯丙氨酸代谢，将 L-苯丙氨酸转化为 2-苯乙醇，而后者具有一定抑菌作用，并提出酸马奶能够通过调节肠道菌群、宿主代谢途径和肠道免疫等机制改善慢性萎缩性胃炎患者的症状，有益于肠道健康。

一些益生菌菌株自酸马奶分离出来后也单独表现出了类似特性。He 等研究表明，连续食用干酪乳杆菌 Zhang 6 个月和 12 个月均可以调节和稳定成人的肠道微生物群，并使老年人的肠道微生物群年龄指数向年轻人群的水平靠近，表明其整体微生物群组成和结构有所改善，更趋近健康的年轻态；此外 Yao 等发现干酪乳杆菌 Zhang 能够使抗生素处理大鼠的炎性细胞因子白细胞介素-1（IL-1）减少、肠道抗生素抗性基因水平显著降低、丙酸和丁酸等短链脂肪酸增加，促进肠道微生物稳态的恢复，从而减轻抗生素干预对肠道的副作用。薛伟康自酸马奶筛选得到 6 株乳酸菌（主要属于乳杆菌属、肠球菌属)，发现用其制作的冻干菌剂可以调节大鼠肠道菌群的多样性并治疗抗生素相关大鼠腹泻，使其痊愈时间显著缩短。

3. 降低体内胆固醇水平

胆固醇在体内广泛存在，是构成细胞膜的重要成分，也是胆汁酸、类固醇激素等的前体物质，但如果体内胆固醇水平过高，会形成高胆固醇血症，易诱发动脉粥样硬化、冠心病等心血管疾病。大量研究已证实服用益生菌具有降胆固醇的功效，并具有可长期食用、低副作用等优点，是一种有较大应用潜力的治疗方法。

研究表明，酸马奶中含有的益生菌可通过多种机制降低胆固醇水平：Guo 等从酸马奶中分离出的 16 株乳酸菌菌株中，有 7 株表现出胆盐水解酶活性，表明其能够水解肠道中的结合型胆汁酸而产生游离胆汁酸，后者更容易随粪便排出，使更多胆固醇被用于合成新的胆汁酸，从而降低血清总胆固醇水平；Wang 等从酸马奶中分离得到 2 株乳酸菌，发现其均能有效降低血清总胆固醇，并指出其中的重要机制是这两种菌株能够使高密度脂蛋白胆固醇浓度升高、低密度脂蛋白胆固醇浓度降低（两种脂蛋白分别是将胆固醇转运到肝脏的载体和血清胆固醇的主要存在形式），从而促进血液中过量胆固醇转运至肝脏进行代谢，此外还可通过增加肠道中短链脂肪酸（主要是丙酸和丁酸）的产生，抑制肝脏中脂肪酸和胆固醇的合成，使血清和肝脏中的胆固醇浓度降低；Pan 等从酸马奶中筛选出发酵乳杆菌 SM-7（*L. fermentum* SM-7），并发现其还可以通过直接吸收同化胆固醇或将其掺入到细胞膜、细胞壁中加以利用的方式，起到降低胆固醇的作用。

4. 辅助结核病的治疗

结核病是由结核分枝杆菌复合群引起的一种严重威胁健康的疾病，以肺结核为主，是目前世界范围内最致命的传染病。酸马奶具有清热解毒、抑制腐败菌等特性，长期实践表明酸马奶对结核分枝杆菌有特异性免疫作用，是辅助治疗结核病的理想食疗饮品。

除马乳本身含有的抑菌物质、马乳脂等成分对结核分枝杆菌具有抑制作用以外，发酵后的酸马奶中的益生菌也发挥了重要的抗结核菌作用。例如酸马奶中大量存在的乳酸菌具有良好的治疗结核病特性：乳酸菌本身与致病菌有营养竞争作用，可抑制其生长；其次筛选自酸马奶源的乳酸菌可产生细菌素、有机酸、CO_2 和 H_2O_2（过氧化氢）等物质，具有广谱抑菌作用；此外来自酸马奶的干酪乳杆菌 Zhang 等可通过抑制 TLR4-NF κB-MyD88 通路（体内广泛表达的信号通路，用于炎症信号转导）的过度激活，缓解抗结核药物所导致的肝损伤。酸马奶中的酵母菌也已被证实能够抑制结核菌生长：贺银凤从酸马奶中分离得到酵母菌株 HJ-13、HJ-14，分别属于酒香酵母属（*Brettanomyces*）、厚壁孢酵母属（*Pachytichospora*），并证实它们的浓缩发酵液对结核杆菌都有明显的抑制作用。一般认为酵母菌的抑菌活性来自其产生的代谢物，包括小分子物质（如乙醇、亚硫酸盐、乳酸）、肽类及抗生素等。

5. 其他

酸马奶中益生菌还在许多疾病的防治中都表现出了良好的应用潜力。例如，酸马奶中的益生菌被证实可用于预防和缓解神经系统疾病。近年来的许多研究表明益生菌可以通过“微生物-肠-脑轴”影响神经系统疾病的发展，其作用机制包括影响调节神经递质合成、调控免疫炎症因子的释放和维持肠道屏障的完整性等。伊再提古丽·外力等使用 5 种菌种（包括乳双歧杆菌、植物乳杆菌等）发酵制得复合益生菌酸马奶，发现其能通过改善阿尔茨海默病大鼠的肠道微生态紊乱、提高大鼠血清中神经递质 5-羟色胺的浓度等多重作用，提升患病大鼠的记忆功能，对阿尔茨海默病起到缓解作用。

酸马奶源的益生菌还可有效辅助降血压。抑制血管紧张素转换酶是控制原发性高血压的有效靶点，而分离自酸马奶的瑞士乳杆菌 H9（*L. helveticus* H9）具有良好的 ACE 抑制效果，显著降低了自发性高血压大鼠的收缩压、舒张压和平均血压。

第四节　质量控制

一、马奶产业现状

目前，我国制作发酵型奶酒的企业多达数百家，主要集中在我国北方的内蒙古自治区、黑龙江等地，有一代天骄、草原狼、腾格尔、恩格尔、元朝、乳香飘和牧马人等品牌，这些品牌都来源于内蒙古、黑龙江等地，而新疆目前的加工制作仅限于小作坊、小工厂，销售范围也只限于新疆本地和一些游客，其口感各具特色，良莠不齐。目前，奶源品质不同和添加配方的差异是新疆马奶酒面临的关键问题，使不同地域甚至是不同加工者的最终产品都有明显的差异。各具特色的马奶酒具有独特的魅力，虽然能给品尝者带来新鲜感，但鉴于马奶酒多以手工作坊的产品形式存在，没有具有一定规模的制作厂家进行制作，市面上产品的多样化及品质不均一化也为马奶酒产品带来负面影响，比如：

① 马奶酒属于发酵型酒，酒精度较低，保存时间短，口感易发生改变。

② 现在新疆的奶酒制作多为小、微型企业，在制作标准上不统一，制作工艺还是停留在传统的基础上。

③ 缺乏市场监督，对发酵菌种的选择和马奶酒的保健功能还需更好地研究。因此要推广传统马奶酒，需建立马奶酒规范其风味品质的标准。

二、现行相关标准

1. 现行酸马奶标准

现行的酸马奶检测标准是2019年出台的内蒙古自治区地方标准（DBS15 013—2019）《食品安全地方标准　蒙古族传统乳制品　策格（酸马奶）》，其中对酸马奶提出了原料要求、感官要求、理化要求、污染物限量、真菌毒素限量、微生物限量、乳酸菌数和酵母菌数要求。其中酸马奶的感官要求是色泽应呈乳白色或淡青色液体，允许有絮状或颗粒状沉淀，无可见外来物；应具有酸马奶固有的香味，微酸。酒精度应为0.5%～2.5%vol，并对蛋白质、脂肪、酸度作出了具体规定。

2. 现行奶酒标准

我国现行的奶酒标准是《GB/T 23546—2009 奶酒》，其中规定了发酵型奶酒和蒸馏型奶酒原辅料要求、感官要求，以及理化要求和卫生要求。发酵型马奶酒感官要求是外观应呈淡黄色或淡黄绿色且清亮透明，香气具有清雅纯正的乳香，理化要求是酒精度应≤18%vol，并对总酸（以乳酸计）、总糖（以葡萄糖计）、氨基酸态氮含量做出了具体规定。蒸馏型马奶酒感官要求是外观应呈无色透明、清亮、无悬浮物、无沉淀物；具有清雅、纯正的乳香与酒香；理化要求是酒精度为19%～48%vol，并对总酸（以乳酸计）、甲醇、氨基酸态氮提出了具体规定。

三、质量安全问题

1. 马奶酒的质量安全问题

马奶酒的饮用安全是一直使人们关心的问题。目前市场出售的马奶酒分为两种，一种是蒸馏型马奶酒，一种是发酵型马奶酒。在实际生产中，由于生产条件不易控制，酒精度往往达不到预期效果，因此，一些不法商家人为用酒精勾兑，使马奶酒达到一定的酒精度。有报道称，一些不法商家生产的马奶酒实际上没有添加任何马奶，即使使用马奶，也会人为进行酒精勾兑，甚至有些商家还使用工业酒精进行勾兑。这样的马奶酒不仅没有营养保健价值，还可能对人体产生伤害。

2. 酸马奶的质量安全问题

酸马奶是一种具有地方特色的食品，其质量安全问题主要涉及发酵过程中的微生物控制、理化指标的稳定性以及产品的感官评价。在传统酸马奶的生产过程中，可能会因为发酵条件无法精确控制而导致产品质量不稳定、食品安全性不确定以及保质期短等缺点。为了解决这些问题，需要对酸马奶的生产工艺进行改进。

酸马奶生产中常见的质量问题包括全部或个别不发酵，凝块中含有气体，乳脂肪上浮，乳清析出或质地稀薄，表面不够清洁光滑，表面霉菌生长，表面无光泽，色泽异常，过于发黏，有砂质感和小颗粒，酸乳风味不良，酸度过高或过低，有酸败味、酒精味、氧化味、油墨味和其他不自然风味等。这些问题如未能从根本上及时妥善地解决，则会影响酸马奶产品质量，也会造成生产资源的浪费，不利于乳品企业的发展。

3. 传统发酵酸马奶的企业标准

企业标准是在企业范围内需要协调、统一的技术要求、管理要求和工作要求所制定的标准，是企业组织生产、经营活动的依据。在工业生产酸马奶的企业中，为了规范企业活动和生产过程、提高产品质量和市场竞争力、降低生产成本和风险、促进技术创新和产业升级。为了更好地对农户酸马奶的接收以及企业生产的产品，所以选择每个指标的最低值为酸马奶企业标准的规定范围。对于酸马奶的标准，其中规定蛋白质含量≥1.6g/100g，脂肪含量≥0.6g/100g，滴定酸度≥85°T，酒精度在0.25%～0.5%vol之间，乳酸菌菌落总数≥1×10^6 CFU/mL，酵母菌菌落总数≥1×10^4 CFU/mL。

第五节　其他方面

一、成本控制

近年来，随着新疆马产业的持续发展，酸马奶这种以马奶为原料的高价值食品，已从传统的自给自足型饮品逐步转变为市场化的商品。然而，尽管其传统发酵工艺历史悠久且成熟，但仍存在诸多风险，如马乳采集过程中的卫生问题、发酵过程中的污染、工艺扩展能力的局限，以及产品感官品质的不稳定性等。这些因素，加之不断增长的健康食品市场需求，共同构成了酸马奶产业发展面临的挑战和机遇。如何在保证产品质量的同时，控制成本则是提升企业竞争力和实现可持续发展的关键因素。以下是一些主要的成本控制措施。

① 供应链成本控制　加强对奶源基地的供应链控制，提高原料奶的质量控制和采购效率。与供应商建立有效的合作关系，优化采购计划和生产计划，实现供需的协同，减少原料采购的浪费和冗余。

② 精益生产模式　采用精益生产模式，提高生产过程的资源利用效率。这包括优化生产流程，消除浪费和冗余，提高生产效率。通过精确控制生产节拍，减少非生产性的等待时间和停顿，加快产品的制造速度，缩短生产周期，从而降低生产成本。

③ 信息化营销渠道　构建营销渠道信息平台，掌握下游市场和客户需求变化，有效实施以市场拉动的生产方式，减少产品积压和额外损耗。这需要乳业企业统筹考量供应链各环节，构建完整的成本考核和管控体系，以降低运营成本。

④ 全面成本控制体系构建　完善成本考核机制，强化成本管控措施。制定科学的成本核算方法，确保成本的准确计算和分配。同时，明确各项成本的考核指标和标准，通过设定明确的目标和指标，激励员工在成本控制方面做出努力。

⑤ 提升从业人员素质　对员工进行定期和有专题性的培训，加强员工的专业能力和综合素质，避免因员工能力不足或所学非用造成成本的浪费。

同时，建设企业文化，使员工与企业共同发展，为企业提供高能力且稳定的员工。

⑥ 优化产品设计　对产品设计进行改良，以适应市场需求和提高产品附加值。这包括使用材料及配置比例的设计，产品外观设计，以及产品功能设计。

⑦ 生产组织方式调整　根据奶源发展情况和分布，依附可变流水线，生产具有地方特色的乳制品。

⑧ 隐性生产成本控制　控制乳制品制造过程中成本，如优化生产工艺流程，避免重复工作浪费，减少无效工作，同时采用标准化、制度化的管理体系，使得生产过程中所有环节得到很好的衔接，最大限度地减少隐性生产成本的浪费。

⑨ 绩效考评体系完善　建立生产成本控制绩效考核体系，需要做到纵向层级之间、横向职能部门间充分沟通，将企业成本目标与对员工的考核和惩罚挂钩，促进全体员工为企业生产成本控制服务。

通过这些措施，乳制品企业可以有效降低成本、提高效益，并增强企业的竞争力和盈利能力。然而，建立完善的成本考核机制需要企业高层的重视和全员的参与，同时还需持续改进和优化，以适应市场环境和业务发展的变化。

生产成本可分为两类，企业生产所发生的显性成本是指厂商购买或租用他人所拥有的生产要素的实际支出，在生产要素市场上发生的成本；企业生产的隐性成本则是指厂商自己拥有的，用于自身生产过程的那些生产要素的总价值。

对于追求利润最大化的经济个体和厂商而言，生产成本必须是最小化。成本理论是经济学中一个非常重要的理论，它用来分析企业在生产过程中的成本和利润，从而帮助企业进行决策和优化生产效率。首先，内蒙古马奶市场的发展受到生产成本的影响。生产成本主要由劳动力成本、草场租赁成本、动物饲料成本、疫病防控费用等组成。其中，劳动力成本和草场租赁成本通常是市场发展的主要瓶颈，因为它们往往是不可调节的固定成本，而饲料成本和疫病防控费用则是可变成本，随着产量的增加而增加。其次，市场需求和价格也是内蒙古马奶市场发展的重要影响因素。市场需求的变化会直接影响到产品的销售和企业的利润。除此之外，技术创新和有效地管理也是影响内蒙古马奶产业发展的重要因素。通过技术创新，可以降低生产成本，提高生产效率，进而增加企业利润。而管理效率则可以帮助企业更好地控制成本和提高产量。最后，政策环境也是内蒙古马奶市场发展的重要因素。政府的扶持政策可以降低养马户的生产成本，提高养马户的盈利能力，激励养马激情，从而促进产业的发展。同时，政策的稳定性和连续性也是保障产业可持续发展的重要条件。

二、奶源质量

1. 提高马奶产量控制奶源质量

（1）培育新品系乳用马

在发展乳用马产业的过程中，仍然存在着一些难题。我国乳用马品种数目少，马奶相关产品的生产仍主要依靠国外马品种，而新疆的地方马品种普遍存在产奶量不足、乳用马品种培育难度大等缺点，在现有乳业市场里，新疆乳用马的马奶产品生产主要由于季节性长、周期性慢导致供应不平衡，造成了新疆乳用马的马奶产品竞争力差的现象；由于乳用马的良种率低，在一定程度上影响新疆乳用马产业的发展。虽然新疆马品种资源非常丰富，但农牧民养殖水平较低，科学养马的意识观念薄弱，仍然保持着传统的饲养方式，使得部分本土马品种长期没有经过选育，无法提高本土马品种的生产性能，造成本土马自身优良特性逐渐消失等现象；新疆地方马及马奶产品无法满足市场的消费需求，虽然马肉和马奶是新疆少数民族居民最重要的生活消费食品，在肉、乳类产品的消费中，马奶和马肉所占的比例接近一半，新疆马及马奶产品的商品化程度低，商品率无法提高，因此造成马及马奶产品供不应求的局面。为了更加快速地发展我国的乳用马产业，应该从我国乳用马产业的战略目标和基础资源入手，引进国外优良品种与现有本土品种进行杂交，培育新品系乳用马，为乳用马产业的发展提供帮助。

（2）优化饲养管理

母马正常排放的乳汁有 90%左右，一般情况下，幼驹的吮吸行为是母马排乳的先决条件，外界环境刺激下，母马很容易引起条件反射性排乳，良好泌乳的母马对挤奶环境的变化非常敏感。在母马正常挤奶时，一些外部因素，例如无关的声音、挤奶人员的更换、饲养工作程序的更改，都有可能使母马排乳自动停止。由于马的泌乳过程较大程度依赖于外界环境对其影响，因此在母马的挤奶过程，保证挤奶人员和挤奶时间的稳定，挤奶环境变化较小，这对于马奶的生产工作都显得尤为重要。

马的饲草、饲料和补充料对马的生产性能起到至关重要的作用，料、草、水是保证身体机能发育的物质基础。在乳用马的饲养管理过程中，造成母马产奶量下降的主要因素是饲料不足、营养不够，日粮不达标等。

（3）健康状况

身体机能健全的泌乳马能够正常产奶，感染疾病的母马身体内环境处于修复状态，身体健康与否对产奶量的多少影响较大，身体疾病可能会引起产奶量下降甚至不出奶。

（4）环境温度

环境温度在马的饲养生产管理过程，由于泌乳母马的个体特殊性，对外界感受力强，特别是外界环境温度，极其敏感，因此过冷过热有可能引起母马生理反应，对产奶量有一定影响。大多数母马的饲养方式属于自然放牧，放牧所在地的地理环境及气候变化都会对母马的泌乳性能产生影响。

（5）挤奶技术

手工挤奶和机械挤奶两者存在着不同的差异，手工挤奶耗时耗力，带来诸多不便；机械挤奶解放了双手，却无法感知乳房变化。正确的挤奶方式既能提高产奶量，又能保护乳房和乳腺组织等不受伤害。

2. 乳制品质量追溯系统构建

① 基于物联网的数据采集数据是追溯系统的基础，物联网技术的应用为乳制品质量追溯数据采集提供了新思路，通过在养殖、生产、运输等环节嵌入智能传感器、射频识别（RFID）等设备，实现数据的自动采集与传输。在马养殖场，可利用智能项圈、智能饲喂器等设备，对每头马的身份信息、健康状况、产奶量等进行全天候监测，保证奶源的安全、优质、可控。进入加工环节，智能传感器可对生产车间的温湿度等关键参数进行实时采集，例如，RFID 电子标签可全程记录产品批次、生产时间、储运条件等，实现生产过程的透明化。在仓储物流环节，冷链传感器对乳品温度、湿度进行全程监控，保证产品处于最佳状态。总之，物联网技术应用使得数据采集更加自动化、信息化，为乳品全链条数据“一网打尽”提供了有力支撑。

② 基于区块链的信息存储追溯信息的真实性、安全性是关系到追溯体系公信力的关键，而区块链技术以其去中心化、不可篡改、可追溯、安全透明等优势，为解决这一难题提供了新的方案。将区块链技术引入乳制品质量

追溯领域，可建立一套安全可信的信息存储机制，从养殖源头开始，母马、饲料、兽药等关键信息经各方确认后，以区块的形式存储上链，任何人不得私自篡改，从而杜绝了信息造假的可能。同时，乳制品生产、流通等各个节点的质量信息也被存储上链。通过哈希算法和共识机制，区块链网络中各节点可对信息的真实性、合规性进行自动校验，进一步筑牢了信息安全“防火墙”。可见，区块链为乳制品全链条信息提供了可信存储，让造假、抵赖等失信行为无处遁形，为消费者构筑起一道安全防线。

③ 奶源信息全程记录与查询奶源管理是乳制品质量安全的第一道防线，将智能化技术应用于奶源溯源，可实现养殖数据的自动采集与精准分析。在牧场建立物联网系统，给奶马佩戴智能项圈，实时采集产奶量、体温、活动量等数据，饲料、兽药的采购、使用信息也通过电子标签、传感器等进行数字化管理，各项数据经密文加密存储上链，任何人不得私自篡改，保证了信息的真实可信，大数据分析模型能及时对饲喂、免疫等数据进行统计分析，智能预警潜在的健康隐患。消费者只需扫描乳制品二维码，即可获知奶源“前世今生”的详细信息，实现“从牧场到餐桌”的透明可追溯。智能化技术的应用使得奶源管理更加数字化、科学化，切实筑牢乳品质量安全防线。

④ 生产加工信息的实时监控生产加工是保证乳制品质量的关键环节，将智能技术融入生产制造，可实现生产过程的透明化、可视化管理。企业基于工业互联网平台，通过在生产设备上部署传感器，实时采集关键工艺参数，云计算平台对数据进行实时分析，一旦发现关键指标偏离预设值，系统自动报警预警，质量管理人员可第一时间处置，杜绝质量事故。针对每批次产品，贴附电子标签，利用 RFID 技术自动记录产品的生产时间、批号、质检结果等信息，实现“一批一码”。区块链技术确保生产数据的真实可信，任何篡改都会被及时发现，消费者扫码即可获悉该批次乳品的生产信息、质检报告等，享受“透明工厂”带来的安全信任。上述应用表明，智能化技术让乳品生产更加透明、质量更可控，将乳业质量安全推向新高度。

三、马奶巴氏杀菌条件筛选

乳具有丰富的水分、能源、生长因子、无机盐以及合适的碳氮比，是微生物生长繁殖极佳的环境，因此容易腐败变质。长期的历史探索中人类已经找到了很多方法来防止腐败的发生，其中热处理一直深受人们的青睐。如今的乳制品品种繁多，其热加工处理方式亦有所区别，主要分为巴氏杀菌、超巴氏杀菌和高温瞬时灭菌。然而，乳制品本身具有一定的热敏性，不同热处理工艺参数对乳制品营养成分会产生不同程度的破坏，热处理强度过高或过低都对其品质稳定性不利，针对不同产品选择合适的热处理方式非常重要。

1. 巴氏杀菌

法国人 Louis Pasteur 在十九世纪发明了巴氏消毒法，专门用于牛乳的杀菌处理，从此巴氏消毒法被人们广泛应用于实际生产当中，并不断被赋予新的含义。巴氏杀菌是一种温和的杀菌方式，其主要目的是破坏食品中的致病菌，抑制或杀死部分芽孢，钝化绝大多数的酶，在最大限度保持原有营养品质的情况下，提高产品的货架寿命。如今，巴氏杀菌的概念一直在革新，Ferrentino 等提到了非热巴氏杀菌一词；然而热巴氏杀菌因为社会历史的积淀以及显著的经济效益，在食品热加工处理中仍然是当今世界的主流。在我国，巴氏杀菌通常包括两种方式：产品中心温度达到 62～65℃保持 30min 的低温长时杀菌（LTLT），以及 72～76℃、15s 和 82～85℃、10～15s 的高温短时杀菌（HTST）；另外还存在较多的时间温度组合方式如 75℃、15min，90℃、5min 等可被称作高温长时杀菌。

在实际工业化生产中，LTLT 由于热处理时间较长，且为间歇式操作，经济效益较低，故巴氏杀菌乳往往采用 HTST 方式连续化生产，该乳营养价值高，需要冷藏保存。近年来，酸乳的社会需求量逐渐增加，普通酸奶因为其货架期短且运输贮藏条件较为苛刻已经得不到满足，巴氏杀菌风味发酵乳异军突起，它们一般经过高温短时和高温长时杀菌就能达到 UHT 奶的货架期标准，因为其低 pH 和热的相互作用以及菌群竞争形成了栅栏效应，致病菌已很难存活，较温和的热处理方式便能有效抑制腐败菌的生长繁殖。吕文君等利用 75℃、15min 对酸奶进行处理后，其保质期在常温下延长到了 70 天以上。李建磊等通过正交试验优化了巴氏杀菌工艺，获得最佳条件为杀菌温度 75℃，时间 30s，该巴氏杀菌酸奶具有较好的贮藏稳定性。巴氏杀菌还常应用于酸味乳饮料、乳酸菌饮料等的加工生产。

2. 杀菌型酸马奶热处理方式

通过汪振涛等人的研究，在添加复配稳定剂的基础上，对杀菌型酸马奶的热处理方式进一步研究。由表 6-9 可知，65℃、30min 和 75℃、15min 的热处理对杀菌型酸马奶沉淀率无显著影响（$P>0.05$），而吸光比明显增加，说明适当的热处理对复配稳定剂的悬浮、乳化性能具有增效作用；83℃、10min 和 90℃、5min 的热处理导致沉淀增加，吸光比下降。前三种热处理条件对可溶性蛋白含量影响较小，75℃、15min 离心沉淀率最低，菌落总数小于 10CFU/mL；最终选择 75℃、15min 为杀菌型酸马奶的热处理条件。

表 6-9 热处理方式的确定

热处理条件	离心沉淀率 /%	吸光比 /%	色度 b^*	可溶性蛋白 /(mg/mL)	菌落总数 /(CFU/mL)
对照组	1.02 ± 0.03^{ab}	85.57 ± 1.84^{b}	3.11 ± 0.04^{a}	3.58 ± 0.06^{a}	3.1×10^5
65℃、30min	0.98 ± 0.04^{ab}	87.58 ± 0.58^{a}	3.23 ± 0.03^{b}	3.13 ± 0.04^{b}	54
75℃、15min	0.91 ± 0.06^{a}	87.92 ± 0.60^{a}	3.33 ± 0.03^{c}	3.09 ± 0.05^{b}	<10
83℃、10min	1.13 ± 0.09^{c}	84.45 ± 0.87^{b}	3.42 ± 0.03^{d}	3.03 ± 0.03^{b}	<10
90℃、5min	1.22 ± 0.04^{c}	78.91 ± 0.93^{c}	3.60 ± 0.02^{e}	2.91 ± 0.06^{c}	<10

注：数值右上角的英文字母相同表示差异不显著，不同表示差异显著。

四、马奶热处理蛋白质变性程度比较及机理分析

乳品的稳定性主要包括酒精稳定性和热稳定性，酒精稳定性是通常用于衡量乳品新鲜程度的指标，由于乳中酪蛋白胶粒带的电荷数量的减少，酪蛋白结构的稳定性下降，伴随着酒精的脱水作用会导致乳中出现沉淀，从而致使乳发生酸败，这种通过稳定性判别乳品新鲜程度的检测方式已经广泛地应用于乳产品的加工与检测。热稳定性是乳品最重要的加工特性之一，生乳在进一步加工成液态乳、乳酪和酸乳等制品前都会进行加热处理，不同的乳类的热稳定性能不同，这也使不同的乳类的加工方式存在差异。影响乳品热稳定性的因素有温度、pH 值、无机盐离子浓度以及干酪素含量的多少等，对这些因素的深入研究对乳品的加工具有指导作用。

生鲜马乳与生鲜牛乳不同，在加热时会产生明显的分层现象。不论是生产酸马奶产品的杀菌处理，还是对要饮用或保存的生鲜马乳进行煮沸、巴氏杀菌等方式进行处理，这些处理对生鲜马乳的营养成分以及制品的品质均有一定的影响。

温度对生鲜马乳的热稳定性的影响较大，乳中的酪蛋白在高温处理下变性沉淀，同时乳清蛋白变性吸附在酪蛋白胶粒上从而改变了胶粒的稳定性，可能是由于温度的升高破坏了氢键，改变了体系的疏水性，使生鲜马乳蛋白

质体系发生变化，从而热稳定性降低。

以 5s、10s、30s 与 75℃、85℃、95℃的热处理温度和时间组合的马乳样品为研究对象，探究了不同热处理马乳中乳清蛋白的变性程度及其挥发性成分的变化规律。结果表明，85℃、10s 热处理条件对马乳中活性蛋白的影响最小，具有最高质量浓度的 α-乳白蛋白、β-乳球蛋白。在加热温度为 95℃时，随加热时间从 5s 延长到 30s，蛋白逐渐变性，马乳蛋白粒径从 318.18nm 增加到 543.25nm。当加热时间固定为 30s 时，随着加热温度从 75℃升高到 95℃，Zeta 电位逐渐降低。此外，电子鼻分析显示对马乳进行较低温度的处理，风味有明显变化，而过高温度（95℃）加热的马乳之间并无明显差异。电子舌表明 85℃、10s 马乳的滋味与生鲜马乳最为接近。固相微萃取和气相色谱-质谱联用分析（SPME-GC-MS）结果显示，与生鲜马乳相比，热处理马乳中风味物质种类减少，醇类、酯类、芳香类含量增加，而酸类含量下降。85℃、10s 热处理马乳与生鲜马乳风味物质组成最为接近。

· 参考文献 ·

[1] Bruschetta G, Notti A, Lando G, et al. A promising ^{31}P NMR-multivariate analysis approach for the identification of milk phosphorylated metabolites and for rapid authentication of milk samples [J]. Biochemistry and Biophysics Reports, 2021, 27:101087.

[2] Blanco-Doval A, Sousa R, Barron L J R, et al. Assessment of in vitro digestibility and post digestion peptide release of mare milk in relation to different management systems and lactation stages[J]. Journal of Dairy Science, 2024, 107(10):7594-7608.

[3] Belmonte-Sanchez J R, Romero-Gonzalez R, Orosa M A M, et al. Benchtop NMR spectro scopy for quantitative determination of milk fat and qualitative determination of lactose: From calibration curve to deep learning[J]. Lwt-Food Science and Technology, 2024, 212:117000.

[4] Kovacs L, Kezer F L, Ruff F, et al. Cardiac autonomic responses to transrectal examination and parlor milking of lame and nonlame dairy cows[J]. Journal of Dairy Science, 2024, 107(9):7245-7255.

[5] Blanco-Doval A, Barron L J R, Aldai N. Changes during lactation in the mineral element content of mare milk produced in semi-extensive rural farms [J]. Journal of Food Composition and Analysis, 2023, 123:105629.

[6] Li M, Sun L, Du X, et al. Characterization and discrimination of donkey milk lipids and volatiles across lactation stages[J]. Food Chemistry-X, 2024, 23:101740.

[7] Zhang J, Jiao Y, Liu K, et al. Characterizing microbial diversity and metabolic pathways in yak milk and fermented yak milk based on metagenomics: A study from Ganzi Tibetan autono- mous prefecture[J]. Food ChemistryX, 2025, 25:102198.

[8] Blanco-Doval A, Azkargorta M, Iloro I, et al. Comparative proteomic analysis of the changes in mare milk associated with different lactation stages and management systems[J]. Food Chemistry, 2024, 445:138766.

[9] Blanco-Doval A, Barron L J R, Kramer J K G, et al. Complete characterization of the fatty acid profile of mare milk from commercial semi-extensive farms during lactation [J]. Journal of Food Composition and Analysis, 2024, 134:106495.

[10] Secchi G, Amalfitano N, Cecchinato A, et al. Detection and quantification of true pro-

teins, casein fractions and their genetic variants, and whey proteins in goat milk by reverse-phase high-performance liquid chromatography[J]. Journal of Dairy Science, 2025, 108(4): 3858-3867.

[11] Stoneham S J, Tyler N, Holmes M A, et al. Does dietary supplementation of pregnant mares with a commercial stud feed balancer improve the transfer of passive immunity in their foals? A controlled field trial[J]. Journal of Equine Veterinary Science, 2025, 145: 105346.

[12] Yu X, Sun Y, Shen X, et al. Effect of different isolation sources of Lactococcus lactis subsp. lactis on volatile metabolites in fermented milk[J]. Food Chemistry-X, 2024, 21: 101224.

[13] Vasa S R, Gardiner G E, Arnaud E A, et al. Effect of supplemental milk replacer and liquid starter diet for 4 and 11 days postweaning on intestinal parameters of weaned piglets and growth to slaughter[J]. Animal, 2024, 18(9): 101271.

[14] Sobral G G de, Neto O C G, Carneiro G F. Effect of Supplementation with Saccharomyces cerevisiae and, B-glucans to Mares During Late Gestation on Colostrum Quality and Passive Transfer of Immunity in Foals[J]. Journal of Equine Veterinary Science, 2023, 121: 104168.

[15] Avila-Galvez M A, Garay-Mayol B, Gimenez-Bastida J A, et al. Enhanced brain delivery and antiproliferative activity of resveratrol using milk-derived exosomes[J]. Journal of Agricul- ture and Food Research, 2024, 18: 101370.

[16] Moreira I M F B, Honorato J A, Rodrigues R da S, et al. Enhancing Ultra-High Temperature Milk Quality: A Novel Approach to Microbial Contamination Detection Using the BD BACTECTM FX System [J]. Journal of Food Protection, 2024, 87(12): 100383.

[17] Auclair-Ronzaud J, Jaffrezic F, Wimel L, et al. Estimation of milk production in suckling mares and factors influencing their milk yield[J]. Animal, 2022, 16(4): 100498.

[18] Jin Y, Luo B, Cai J, et al. Evaluation of indigenous lactic acid bacteria of raw mare milk from pastoral areas in Xinjiang, China, for potential use in probiotic fermented dairy products[J]. Journal of Dairy Science, 2021, 104(5): 5166-5184.

[19] Wu T, Guo S, Liu K, et al. Exploring the postbiotic potential of multi-strain pasteurized fermented milk: A metabolomics study[J]. Lwt-Food Science and Technology, 2024, 209: 116802.

[20] Xia Y, Miao W, Zhao J, et al. Fermentation characteristics of *Lactobacillus helveticus* 3-4 and *Kazachstania unispora* A-3 complex starter: Enhancing the fermentation

performance and flavor of koumiss[J]. Journal of Dairy Science, 2025, 108(4): 3455-3467.

[21] Koehne M, Hegger A, Toenissen A, et al. Frequency of potentially pathogenic bacterial and fungal isolates among 28,887 endometrial samples from mares, with an emphasis on multidrug resistant bacteria in Germany (2018-2022)[J]. Journal of Equine Veterinary Science, 2024, 133: 105008.

[22] Li X, Zhang X, Zhang M, et al. Human milk whey proteins: Constituents, influencing fac tors, detection methods, and comparative analysis with other sources[J]. Food Chemistry-X, 2025, 25: 102082.

[23] Lv K, Yang Y, Li Q, et al. Identification and comparison of milk fat globule membrane and whey proteins from Selle Français, Welsh pony, and Tieling Draft horse mare's milk[J]. Food Chemistry, 2024, 437: 137915.

[24] Ji Z, Zhang J, Deng C, et al. Identification of pasteurized mare milk and powder adulteration with bovine milk using quantitative proteomics and metabolomics approaches[J]. Food Chemistry-X, 2024, 22: 101265.

[25] Mueller A, Gluge S, Vidondo B, et al. Increase of skin temperature prior to parturition in mares[J]. Theriogenology, 2022, 190: 46-51.

[26] Luttgenau J, Imboden I, Wellnitz O, et al. Intrauterine infusion of killed semen adversely affects uterine blood flow and endometrial gene expression of inflammatory cytokines in mares susceptible to persistent breeding-induced endometritis[J]. Theriogenology, 2021, 163: 18-30.

[27] Ruiz M J, Medina L M, Palacio M I, et al. Investigation of some probiotic and technological properties of lactic acid bacteria strains isolated from artisanal sheep milk cheese and their growth in goat milk[J]. Small Ruminant Research, 2024, 238: 107329.

[28] Rakhmanova A, Wang T, Xing G, et al. Isolation and identification of microorganisms in Kazakhstan koumiss and their application in preparing cow-milk koumiss[J]. Journal of Dairy Science, 2021, 104(1): 151-166.

[29] Blasi F, Pellegrino R M, Alabed H B R, et al. Lipidomics of coconut, almond and soybean milks-Detailed analysis of polar lipids and comparison with bovine milk[J]. Food Research International, 2025, 200: 115493.

[30] De Palo P, Auclair-Ronzaud J, Maggiolino A. Mammary gland physiology and farm management of dairy mares and jennies[J]. Jds Communications, 2022, 3(3).

[31] Li Y, Yue X, Ren X, et al. Mare milk and fermented mare milk alleviate dextran sulfate sodium salt-induced ulcerative colitis in mice by reducing inflammation and modulating

intestinal flora[J]. Journal of Dairy Science,2025,108(3):2182-2198.

[32] Derisoud E, Auclair-Ronzaud J, Rousseau-Ralliard D, et al. Maternal Age, Parity and Nursing Status at Fertilization Affects Postpartum Lactation Up to Weaning in Horses [J]. Journal of Equine Veterinary Science,2023,128:10486.

[33] Teichert J,Cais-Sokolinska D,Bielska P,et al. Milk fermentation affects amino acid and fatty acid profile of mare milk from Polish Coldblood mares[J]. International Dairy Journal,2021,121:105137.

[34] Barone G,Guadagnucci S,Rauh V,et al. Minerals content and physicochemical properties of skim milk retentates and permeates during ultrafiltration at different temperatures[J]. International Dairy Journal,2025,161:106138.

[35] Kacaniova M,Skultetyova M,Tvrda E,et al. Nutritional value and chemical properties of drone milk as a source of probiotics and evaluation of antioxidant effects on reproductive structures by in vitro test[J]. Process Biochemistry,2025,149:144-157.

[36] Arena S,De Pascale S,Ciaravolo V,et al. Protein-bound and free glycation compounds in human milk: A comparative study with minimally processed infant formula and pasteurized bovine milk[J]. Food Chemistry,2025,463:141265.

[37] Zhang X, Yang Q, Gu S, et al. Rapid identification method of milk powder from different animals based on Raman spectroscopy[J]. Journal of Dairy Science,2025,108(1):136-151.

[38] Espi-Malillos A, Lopez-Almela I, Ruiz-Garcia P, et al. Raw milk at refrigeration temperature displays an independent microbiota dynamic regardless *Listeria monocytogenes* contamination[J]. Food Research International,2025,202:115637.

[39] Gastal E L,Pastorello M,Godoi D B,et al. Reproductive patterns and follicular waves in postpartum lactating versus non-postpartum cycling mares[J]. Journal of Equine Veterinary Science,2021,107:103732.

[40] Navarro-Esteve V,Zocher A,Roca M,et al. Simultaneous screening and quantitation of human milk oligosaccharides by liquid chromatography-Mass spectrometry[J]. Carbohydrate Polymer Technologies and Applications,2025,9:100644.

[41] Poli S F,Locatelli C,Monistero V,et al. Staphylococcus aureus and methicillin-resistant staphylococci and mammaliicocci in the bulk tank milk of dairy cows from a livestock-dense area in northern Italy[J]. Research in Veterinary Science,2025,182:105482.

[42] Lapcik L, Lapcikova B, Vasina M, et al. The influence of surface properties on the cooperative behavior of powdered milks[J]. Journal of Dairy Science,2024,107(12):10373-10382.

[43] Riboni N, Piergiovanni M, Mattarozzi M, et al. Ultra-high performance liquid chromatography ion mobility-high-resolution mass spectrometry for the assessment of raw milk traceability[J]. Food Chemistry,2025,471:142796.

[44] Yang Y,Lv K,Zhang Y,et al. Widely targeted metabolomics reveals dynamic alterations in colostrum,transitional,and mature milk of jennies[J]. Lwt-Food Science and Technology,2024,200:116179.

[45] 赵雪妮．阿巴嘎黑马与乌珠穆沁白马鲜马奶发酵前后品质特性比较分析[D]. 呼和浩特:内蒙古农业大学,2021.

[46] 段翠翠．不同乳源蛋白致敏性的评估[D]. 哈尔滨:东北农业大学,2014.

[47] 任志敏,陈忠军,孙子羽,等．传统发酵奶酒的研究进展[J]. 中国酿造,2018,37(07):17-21.

[48] 高茜．传统酸马奶中乳酸菌与酵母的共生关系及其在马乳发酵中的应用[D]. 昆明:昆明理工大学,2021.

[49] Yao Guoqiang,He Qiuwen,Zhang Wenyi,et al. Single molecule,real-time sequencing technology improves the sensitivity for detecting bacteria in koumiss,a traditional fermented mare milk product [J]. Science Bulletin,2020,65(24):2065-2067.

[50] 陈子衡．发酵马奶对 2 型糖尿病小鼠的降糖作用及其机制研究[D]. 昆明:昆明理工大学,2022.

[51] 王嘉鑫．发酵马奶对高脂血症大鼠的降血脂作用及机制研究[D]. 昆明:昆明理工大学,2023.

[52] 巴哈提古丽·马那提拜,李燕,姚伟琴,等．发酵马乳中特异性风味物质及检测技术研究进展[J]. 中国乳品工业,2024,52(10):52-57.

[53] 曾小娜．复配酸马奶粉的配方及其功能品质特性的研究[D]. 呼和浩特:内蒙古农业大学,2022.

[54] 刘鑫莹．果味酸马奶起泡酒的研制及理化成分分析[D]. 沈阳:辽宁大学,2023.

[55] 刘念．酒香风味切达干酪的工艺优化以及品质探究[D]. 北京:北京农学院,2020.

[56] 白丽娟．马奶酒中产胞外多糖瑞士乳杆菌的筛选及多糖的结构和抗氧化活性研究[D]. 沈阳:沈阳农业大学,2017.

[57] 姚依彤．内蒙古传统发酵酸马奶中酵母菌的分离鉴定及与乳酸菌的共存性研究[D]. 通辽:内蒙古民族大学,2024.

[58] 王洋．内蒙古地区酸马奶和奶酒挥发性风味物质差异分析及评价[D]. 呼和浩特:内蒙古农业大学,2020.

[59] 薛伟康．内蒙古地区酸马奶中乳酸菌生物多样性及益生特性研究[D]. 通辽:内蒙古民族大学,2024.

[60] 布仁其其格. 酸马奶传统发酵过程的宏转录组学分析及细菌群落结构动态变化研究[D]. 呼和浩特:内蒙古农业大学,2014.

[61] 樊慧. 酸马奶对高脂血症患者粪便代谢组的影响[D]. 呼和浩特:内蒙古农业大学,2020.

[62] 刘秀芳. 酸马奶对慢性萎缩性胃炎患者的粪便代谢和肠道免疫影响[D]. 呼和浩特:内蒙古农业大学,2020.

[63] 韩汶荧. 酸马奶对小鼠弓形虫感染拮抗作用的研究[D]. 呼和浩特:内蒙古农业大学,2022.

[64] 于佳琦. 酸马奶发酵过程中微生物群落结构与风味物质的相关性研究[D]. 呼和浩特:内蒙古农业大学,2021.

[65] 胜利. 酸马奶发酵剂菌株的筛选及其发酵工艺优化[D]. 呼和浩特:内蒙古农业大学,2022.

[66] 如意. 酸马奶发酵剂菌株筛选及其发酵特性的研究[D]. 呼和浩特:内蒙古农业大学,2021.

[67] 刘皓. 酸马奶粉的研制及其对 CUMS 小鼠行为学和肠道菌群的影响[D]. 呼和浩特:内蒙古农业大学,2022.

[68] 贺银凤. 酸马奶酒中微生物的分离鉴定及抗菌因子的研究[D]. 呼和浩特:内蒙古农业大学,2008.

[69] 由松华. 酸马奶软冰淇淋用预拌粉的研究[D]. 呼和浩特:内蒙古农业大学,2023.

[70] 刘雪云. 酸马奶生产过程中质量管理体系的建立及应用[D]. 呼和浩特:内蒙古农业大学,2023.

[71] Oyunsuren E. 酸马奶微生物多样性及风味品质形成机制研究[D]. 呼和浩特:内蒙古农业大学,2023.

[72] 策力格尔. 酸马奶味乳清奶糖的配方、工艺优化及品质特性研究[D]. 呼和浩特:内蒙古农业大学,2023.

[73] 张萌萌. 酸马奶源抗菌肽的筛选及其抑菌机理的研究[D]. 呼和浩特:内蒙古农业大学,2024.

[74] 塔娜. 酸马奶中乳酸菌的分离鉴定及其安全性评价试验[D]. 呼和浩特:内蒙古农业大学,2022.

[75] 小美. 微胶囊化酸马奶粉制备工艺研究[D]. 通辽:内蒙古民族大学,2024.

[76] 刘琛. 锡林郭勒马乳中乳酸菌分离鉴定及马乳酒样乳杆菌比较基因组学研究[D]. 呼和浩特:内蒙古农业大学,2022.

[77] 苗伟刚. 锡林郭勒盟酸马奶微生物多样性分析与菌株分离鉴定[D]. 呼和浩特:内蒙古农业大学,2022.

[78] 古丽巴哈尔·卡吾力．鲜马奶粉制备工艺及其营养成分和功效研究[D]．乌鲁木齐：新疆医科大学，2015.

[79] 苟永桢．新疆地方特色酸马奶品质分析及关键发酵技术控制研究[D]．阿拉尔：塔里木大学，2024.

[80] 马新淼．新疆哈萨克酸马奶中益生性乳酸菌的筛选、应用及功能性研究[D]．阿拉尔：塔里木大学，2024.

[81] 任冬艳．新疆伊犁地区马奶及其制品细菌多样性分析[D]．呼和浩特：内蒙古农业大学，2020.

[82] 孙天松．中国新疆地区传统发酵酸马奶的化学组成及乳酸菌生物多样性研究[D]．呼和浩特：内蒙古农业大学，2006.

[83] 其木格苏都．自然发酵酸马奶细菌多样性及其基因动态变化研究[D]．呼和浩特：内蒙古农业大学，2017.

[84] Barreto I L，Rangel A H，et al. Equine milk and its potential use in the human diet[J]. Food Science and Technology，2019，39：1-7.

[85] Yizaitiguli Waili，Yimin Gahafu，et al. Isolation，purification，and characterization of antioxidant peptides from fresh mare's milk[J]. Food Science & Nutrition，2021，9(7)：4018-4027.

[86] Pieszka M，Łuszczyński J，et al. Is Mare Milk an Appropriate Food for People?-A Review[J]. Annals of Animal Science，2016，16(1)：33-51.

[87] Afzaal M，Saeed F，et al. Nutritional and ethnomedicinal scenario of koumiss：A concurrent review[J]. Food Science & Nutrition，2021，9(11)：6421-6428.

[88] 岳佳．传统发酵酸马奶中血管紧张素转换酶抑制肽的分离纯化及结构鉴定[D]．呼和浩特：内蒙古农业大学，2011.

[89] Kukongviriyapan U，Kukongviriyapan V，et al. Mamao Pomace Extract Alleviates Hypertension and Oxidative Stress in Nitric Oxide Deficient Rats[J]. Nutrients，2015，7(8)：6179- 6194.

[90] 王朝霞，陈永福，刘洋，等．传统发酵酸马奶中 ACE 抑制成分的分离[J]．中国乳品工业，2010.

[91] 萨仁其木格．蒙医对酸马奶的认识[J]．世界最新医学信息文摘，2016.

[92] 乌力吉那仁，白松林，哈达．蒙医治疗冠心病研究进展[J]．中国民族医药杂志，2010.

[93] Althwab S，Thekra A，Alharby，et al. Camel Milk Supplemented with Fenugreek Seeds Improve Lipid Profile，Atherogenic Index and Antioxidative Status in Animal Model of Cardiovascular Disorders[J]. Pharmacognosy Research，2024，16(3)：483-489.

[94] 李蓓，杨虹，芒来．酸马奶中降胆固醇有效成分的研究[J]．畜牧与饲料科学，2008.

[95] 包艳青，布仁其其格，萨茹拉，等．酸马奶降胆固醇作用的刍议[J]．畜牧与饲料科学，2013.

[96] Emine Koçyiğit，Ruslan Abdurakhmanov，et al. Potential role of camel，mare milk，and their products in inflammatory rheumatic diseases[J]. Rheumatology International，2024，44(3)：425-434.

[97] 迟敏媛．发酵牛奶产 ACE 抑制肽菌株的筛选及产肽条件的优化[D]．呼和浩特：内蒙古农业大学，2020.

[98] 王嘉鑫．发酵马奶对高脂血症大鼠的降血脂作用及机制研究[D]．昆明：昆明理工大学，2023.

[99] Miraglia N，Salimei E，et al. Equine Milk Production and Valorization of Marginal Areas-A Review[J]. Animals，2020，10(2)：353.

[100] Gandola A，Dainelli L，et al. Milk Powder Fortified with Potassium and Phytosterols to Decrease the Risk of Cardiovascular Events among the Adult Population in Malaysia：A Cost-Effectiveness Analysis[J]. Nutrients，2019，11(6)：1235.

[101] Ianni F，Altomare A，et al. Chromatographic Characterization and In Vitro Bioactivity Evaluation of *Lactobacillus helveticus* Hydrolysates upon Fermentation of Different Substrates[J]. Applied Sciences-Basel，2021，11(2)：811.

[102] 包连胜，其合力嘎．策格(酸马奶)的临床研究进展[J]．中国民族医药杂志，2017，23(05)：75-77.

[103] Fišera M，Valásek P，et al. Influence of composition of feed and lactation period on mineral composition of Mare's[J]. Potravinarstvo Slovak Journal of Food Sciences，2018，12(1)：216-225.

[104] Humaira Hussain，Wattoo F H，et al. Camel milk as an alternative treatment regimen for diabetes therapy[J]. Food Science & Nutrition，2021，9(3)：1347-1356.

[105] Claeys W，Claire Verraes. Consumption of raw or heated milk from different species：An evaluation of the nutritional and potential health benefits[J]. Food Control，2014，42：188-201.

[106] 周海军．益生菌酸马奶片工艺及其对实验性高脂血症大鼠的影响[D]．呼和浩特：内蒙古大学，2008.

[107] Snigdha Guha，Sharma H，et al. A comprehensive review on bioactive peptides derived from milk and milk products of minor dairy species[J]. Food Production Processing and Nutrition，2021，3(1)：2.

[108] Businco L，Giampietro P，et al. Allergenicity of mare's milk in children with cow's milk allergy[J]. Journal of Allergy and Clinical Immunology，2000，105(5)：

1031-1034.

[109] Uniacke-Lowe T，Huppertz T. Equine milk proteins：Chemistry，structure and nutritional significance[J]. International Dairy Journal，2010，20(9)：609-629.

[110] 斯琴巴特尔，白阿茹娜，敖奇，等．蒙药联合酸马奶疗法治疗慢性胃炎的临床疗效观察[J]. 中国民族医药杂志，2017，23(03)：9-10.

[111] 好毕斯哈拉图．蒙药当玛-5 酸马奶咀嚼片用于功能性消化不良大鼠胃排空中的效果[J]. 中国民族医药杂志，2017，23(04)：49-50.

[112] 敖其，王丹，包英姝，等．酸马奶对慢性胃炎患者临床症状的改善效果研究[J]. 中国乳品工业，2018，46(05)：14-17.

[113] 刘秀芳．酸马奶对慢性萎缩性胃炎患者的粪便代谢和肠道免疫影响[D]. 呼和浩特：内蒙古农业大学，2020.

[114] 金平．哈敦嘎日迪-13 结合马奶治疗大肠宝如病临床观察[D]. 呼和浩特：内蒙古医科大学，2020.

[115] 多拉娜．酸马奶对慢性萎缩性胃炎患者肠道菌群的影响[D]. 呼和浩特：内蒙古农业大学，2019.

[116] 乌云，王爽，敖登其木格，等．马奶减轻硫酸葡聚糖钠诱导的小鼠溃疡性结肠炎炎症[J]. 细胞与分子免疫学杂志，2023，39(12)：1057-1062.

[117] 陈玉洁，敖日格乐，王纯洁，等．酸马奶提取 Kluyveromyces marxianus 代谢抗菌复合物对感染致病性 *Escherichia coli* O8 小鼠的免疫机能及其盲肠菌群的影响[J]. 微生物学通报，2015，42(12)：2386-2395.

[118] 苏日嘎其其格．蒙药结合酸马奶治疗溃疡性结肠炎的临床观察[D]. 呼和浩特：内蒙古医科大学，2019.

[119] Jiajia Song，Q. Wang et al. Identification of dipeptidyl peptidase-IV inhibitory peptides from mare whey protein hydrolysates[J]. Journal of Dairy Science，2017，100(9)：6885-6894.

[120] 任书男．酸马奶源副干酪乳杆菌对 *E. coli* O8 所致腹泻模型小鼠肠黏膜屏障的保护作用[D]. 呼和浩特：内蒙古农业大学，2022.

[121] 伊再提古丽·外力，卡丽比奴尔·艾尔肯，徐志伟，等．复合益生菌酸马奶对 AD 大鼠记忆功能及肠道菌群的影响[J]. 中国乳品工业，2024，52(09)：5-13+21.

[122] 乌云．马奶治疗大肠宝如病的免疫调节作用机制研究[D]. 呼和浩特：内蒙古医科大学，2023.

[123] 赛汗图雅．马奶中的代谢物鉴定及其对溃疡性结肠炎的作用机制[D]. 呼和浩特：内蒙古医科大学，2020.

[124] 孟和毕力格，周雨霞，张和平，等．酸马奶中乳杆菌 MG2-1 株的抗氧化作用研究[J].

中国乳品工业,2005,(09):24-27.

[125] 王立平,徐杰,云月英,等. 蒙古国传统发酵酸马奶(Koumiss)中乳杆菌潜在益生特性的研究[J]. 中国乳品工业,2005,(04):4-10.

[126] Kozhakhmetov Samat,Muhanbetganov Nurislam,et al. Effects of low lactose mare's milk yogurt consumption on gut microbiota function[J]. Functional Foods in Health and Disease,2022,12(8):455-464.

[127] J. Fotschki,A. Szyc et al. Immune-modulating properties of horse milk administered to mice sensitized to cow milk[J]. Journal of Dairy Science,2016,99(12):9395-9404.

[128] Foekel C,Schubert R,et al. Dietetic effects of oral intervention with mare's milk on the Severity Scoring of Atopic Dermatitis,on faecal microbiota and on immunological parameters in patients with atopic dermatitis[J]. International Journal of Food Sciences and Nutrition,2009,60:41-52.

[129] 刘洪元,常江,高昆,等. 鲜马奶对小鼠免疫功能的影响[J]. 中国乳品工业,2006,(07):37-39.

[130] 卢海鹏,赵俊良,刘景波,等. 长期喂服酸马奶对 Wistar 大鼠外周血淋巴细胞数量和百分比的影响[J]. 细胞与分子免疫学杂志,2017,33(08):1087-1090+1096.

[131] 孙志文,李论,任万路,等. 灌喂酸马奶对小鼠免疫、抗氧化指标及血浆代谢的影响[J]. 食品与发酵工业,2025,51(08):219-225.

[132] 赵俊良. 酸马奶对 Wistar 大鼠免疫调节作用的影响[D]. 呼和浩特:内蒙古农业大学,2017.

[133] J. Fotschki,B. Wróblewska,et al. Microbial transglutaminase alters the immunogenic potential and cross-reactivity of horse and cow milk proteins[J]. Journal of Dairy Science,2020,103(3):2153-2166.

[134] 王爽. 马奶源外泌体对 T 淋巴细胞及其功能亚群的调控作用研究[D]. 呼和浩特:内蒙古大学,2023.

[135] 韩班布拉,斯琴巴特尔,白朝鲁,等. 蒙医酸马奶治疗过敏性鼻炎 44 例临床观察[J]. 中国民族医药杂志,2017,23(03):5-6.

[136] 张和平,张七斤,孟和毕力格,等. *L. casei* Zhang 对小鼠 T 淋巴细胞亚群及血清 IgG 和肠黏膜 SIgA 的影响[J]. 中国乳品工业,2006,(10):4-8.

[137] 张晓晓,斯琴巴特尔. 酸马奶及其医疗价值[J]. 中国民族医药杂志,2020,26(01):56-57.

[138] 王建文,任万路,孙志文,等. 马乳、驴乳、驼乳对小鼠生长性能、免疫及抗氧化指标的影响[J]. 中国乳品工业,2024,52(08):16-19+80.

[139] 托娅,苏雅勒玛,张和平. 乳杆菌 *L. casei* Zhang 对小鼠血清中细胞因子水平的影响

[J]. 食品科学,2006,(11):488-491.

[140] 托娅,张和平. 一株分离自内蒙古传统酸马奶中的乳酸杆菌 *Lactobacillus casei* Zhang 对小鼠免疫功能的影响[J]. 中外医疗,2008,(11):39-42.

[141] 查干其其格,锡林其其格,文娟,等. 马奶和酸马奶来源外泌体的分离及其对 RAW264.7 细胞细胞因子的作用[J]. 临床和实验医学杂志,2017,16(24):2397-2402.

[142] Polidori P,Cammertoni N,et al. Nutritional Properties of Camelids and Equids Fresh and Fermented Milk[J]. Dairy,2021,2(2):288-302.

[143] 吴培涵,王雨晴,皇甫洁,等. 锡盟蒙古族传统发酵马乳中功能性特征肽段的研究[J]. 食品与发酵工业,2020,46(05):46-51.

[144] 古丽巴哈尔·卡吾力. 鲜马奶粉制备工艺及其营养成分和功效研究[D]. 乌鲁木齐:新疆医科大学,2015.

[145] Mady E A,Haruna Osuga,et al. Relationship between the components of mare breast milk and foal gut microbiome: shaping gut microbiome development after birth[J]. Veterinary Quarterly,2024,44(1):1-9.

[146] 夏亚男,刘皓,双全. 基于宏基因组分析酸马奶的微生物多样性及功能基因[J]. 中国食品学报,2022,22(02):301-309.

[147] 布仁其其格,董超,包玉龙,等. 利用宏转录组学技术分析酸马奶发酵过程中活性微生物功能基因表达的变化特征[J]. 畜牧与饲料科学,2024,45(04):1-9.

[148] Guo Liang,Xu Weiliang,et al. Production technology,nutritional,and microbiological investigation of traditionally fermented mare milk(Chigee) from Xilin Gol in China[J]. Food Science & Nutrition,2020,8(1):257-264.

[149] 张燕. 酸马奶源乳酸乳球菌代谢物和大黄联合作用对小鼠盲肠微生物以及营养代谢的影响[D]. 呼和浩特:内蒙古农业大学,2016.

[150] 布仁其其格. 酸马奶传统发酵过程的宏转录组学分析及细菌群落结构动态变化研究[D]. 呼和浩特:内蒙古农业大学,2014.

[151] 李枝. 鲜马奶中营养成分及微生物群落结构的研究[D]. 呼和浩特:内蒙古农业大学,2018.

[152] 布仁其其格,董超,包玉龙,等. 利用宏转录组学技术分析酸马奶发酵过程中活性微生物功能基因表达的变化特征[J]. 畜牧与饲料科学,2024,45(04):1-9.

[153] 陈玉洁. 酸马奶源酵母菌代谢物对致病性大肠杆菌的抑菌作用机理研究[D]. 呼和浩特:内蒙古农业大学,2015.

[154] 陆东林,刘朋龙. 传统酸马奶中的微生物多样性及其益生作用[J]. 新疆畜牧业,2018,33(05):4-10.

[155] 赵飞燕,刘亚华,李枝,等. 锡林郭勒地区鲜马奶中细菌多样性分析[J]. 微生物学通报,2019,46(12):3295-3304.

[156] Datta S, MacLean R. Neurobiological mechanisms for the regulation of mammalian sleep-wake behavior: Reinterpretation of historical evidence and inclusion of contemporary cellular and molecular evidence[J]. Neuroscience and Biobehavioral Reviews, 2007,31(5):775-824.

[157] 田蕊. 产 γ-氨基丁酸乳酸菌的筛选鉴定、紫外诱变及发酵条件优化[D]. 呼和浩特:内蒙古农业大学,2018.

[158] Radhika Dhakal, Bajpai V, et al. Production of gaba(γ-Aminobutyric acid) by microorganisms: a review. [J]. Brazilian Journal of Microbiology, 2012, 43(4):1230-1241.

[159] 陈黎龙,游金明,黄建珍,等. γ-氨基丁酸对崇仁麻鸡生长性能和血液生理生化指标的影响[J]. 动物营养学报,2010,22(02):452-459.

[160] 曹德瑞,邹晓庭. γ-氨基丁酸对生长肥育猪生长性能和胴体品质的影响[J]. 饲料工业,2007,(23):31-34.

[161] J. Cheng, D. Bu, et al. Effects of rumen-protected Y-aminobutyric acid on performance and nutrient digestibility in heat-stressed dairy cows[J]. Journal of Dairy Science, 2014,97(9):5599-5607.

[162] Wang D, Wang Chong, et al. Effects of rumen-protected γ-aminobutyric acid on feed intake, lactation performance, and antioxidative status in early lactating dairy cows[J]. Journal of Dairy Science, 2013, 96(5):3222-3227.

[163] Hao Huang, Acuña-Goycolea C, et al. Cannabinoids excite hypothalamic melanin-concentrating hormone but inhibit hypocretin/orexin neurons: Implications for cannabinoid actions on food intake and cognitive arousal[J]. Journal of Neuroscience, 2007, 27(18):4870-4881.

[164] Li Y, Xu Youfen, et al. Reversed synaptic effects of hypocretin and NPY mediated by excitatory GABA-dependent synaptic activity in developing MCH neurons[J]. Journal of Neurophysiology, 2013, 109(6):1571-1578.

[165] 刘皓. 酸马奶粉的研制及其对 CUMS 小鼠行为学和肠道菌群的影响[D]. 呼和浩特:内蒙古农业大学,2022.

[166] 赵树平,陈永福,孙天松,等. 瑞士乳杆菌 ND01(*L. helveticus* ND01)发酵乳中 ACE 抑制活性和 γ-氨基丁酸的研究[J]. 中国食品学报,2009,9(06):48-54.

[167] 热西代姆·阿不力孜,古丽巴哈尔·卡吾力,王玲,等. 酶解法提取鲜马奶活性肽及其抗氧化活性研究[J]. 新疆医科大学学报,2015,38(11):1376-1379+1384.

[168] 古丽巴哈尔·卡吾力,高晓黎,侯艳霞,等. 鲜马奶乳清蛋白抗氧化肽分离纯化及其

活性研究[J]. 中国食品添加剂,2017,(05):112-116.

[169] Habib H,Wissam H Ibrahim,et al. Camel milk lactoferrin reduces the proliferation of colorectal cancer cells and exerts antioxidant and DNA damage inhibitory activities[J]. Food Chemistry,2013,141(1):148-152.

[170] 杨文华,德慧,张珉. 马乳及乳产品利用[J]. 内蒙古民族大学学报,2008,(02):89-90.

[171] Shi H,Yan S,et al. Vitamin A pretreatment protects NO-induced bovine mammary epithelial cells from oxidative stress by modulating Nrf2 and NF-κB signaling pathways[J]. Journal of Animal Science,2018,96(4):1305-1316.

[172] 石惠宇. 维生素 A 通过 Nrf2/谷胱甘肽过氧化物酶 1/NF-κB 信号通路缓解奶牛乳腺上皮细胞氧化应激的机理研究[D]. 呼和浩特:内蒙古农业大学,2018.

[173] 斯琴巴特尔,布仁毕力格,乌萨其拉,等. 酸马奶治疗高脂血症临床研究[J]. 世界最新医学信息文摘,2016,16(25):192-193.

[174] 刘洪元. 马奶抗疲劳作用的研究[D]. 济南:山东大学,2006.

[175] 钟瑛. 改良马迈式挤奶法配合穴位按摩在产妇乳腺疏通护理的中的应用[J]. 现代诊断与治疗,2024,35(01):141-144.

[176] 季丽萍,冯丹,马红云. 反向施压联合改良马迈式手法促进Ⅱ型乳头凹陷产妇母乳喂养的实践[J]. 医药高职教育与现代护理,2018,1(04):215-218.

[177] Lago A,Godden S,et al. The selective treatment of clinical mastitis based on on-farm culture results: Ⅱ. Effects on lactation performance, including clinical mastitis recurrence,somatic cell count,milk production,and cow survival[J]. Journal of Dairy Science,2011,94(9):4457-4467.

[178] 查哈达. 酸马奶治疗肺结核 56 例临床观察[J]. 中国民族民间医药杂志,1999,(01):13-14.

[179] 王威. 生鲜马乳中乳铁蛋白及脂肪酸分析与应用研究[D]. 乌鲁木齐:新疆农业大学,2017.

[180] 高娟,何振娟. 母乳中生物活性蛋白对婴儿感染的防御作用[J]. 国际儿科学杂志,2007,34(05):331-334.

[181] 叶乐,王越男,刘雨佳,等. 蒙古马乳营养成分检测与特征分析[J]. 中国乳品工业,2022,50(10):23-29.

[182] Afzaal M, Saeed F, Anjum F, et al. Nutritional and ethnomedicinal scenario of koumiss:A concurrent review[J]. Food Science & Nutrition,2021,9(11):6421-6428.

[183] Guo L,Ya M,Guo Y S,et al. Study of bacterial and fungal community structures in traditional koumiss from Inner Mongolia[J]. Journal of Dairy Science,2019,102(3):

1972-1984.
[184] 于佳琦,夏亚男,乔晓宏,等. 锡林郭勒牧区酸马奶天然发酵剂中风味物质及微生物多样性[J]. 食品工业科技,2021,42(10):112-121.
[185] 阿热爱·巴合提,谭春明,李平兰. 益生菌的分类及其多领域应用研究现状[J]. 生物加工过程,2022,20(01):88-94.
[186] 汪洪涛,孙梓秋. 功能性益生菌的筛选及在食品中应用进展[J]. 中国酿造,2023,42(02):27-31.
[187] Zhang W, Yu D, Sun Z, et al. Complete Genome Sequence of *Lactobacillus casei* Zhang, a New Probiotic Strain Isolated from Traditional Homemade Koumiss in Inner Mongolia, China[J]. Journal of Bacteriology, 2010, 192(19): 5268-5269.
[188] 张猛,贾星,张和平,等. 干酪乳杆菌 Zhang 在逆境条件下基因表达的差异分析[J]. 中国食品学报,2021,21(06):62-69.
[189] 孙佳琦,李伟程,钟智,等. 干酪乳杆菌 Zhang 分类学地位及潜在益生相关基因分析[J]. 中国食品学报,2023,23(08):14-23.
[190] 张勇. 从单菌株组学到宏基因组学:*Lactobacillus casei* Zhang 益生功能[J]. 科学通报,2019,64(03):307-314.
[191] 马新森. 新疆哈萨克酸马奶中益生性乳酸菌的筛选、应用及功能性研究[D]. 阿拉尔:塔里木大学,2024.
[192] 雷雪艳,赵丽霞,李瑜,等. 内蒙古地区自然发酵乳中乳酸菌的分离鉴定及优良菌株筛选[J]. 食品与发酵工业,2025,51(01):11-17.
[193] Xia Y, Oyunsuren E, Yang Y, et al. Comparative metabolomics and microbial communities associated network analysis of black and white horse-sourced koumiss[J]. Food Chemistry, 2022, 370: 130996.
[194] 王璇,欧科,冯光文,等. 重组酵母菌 N6076 的差异表达基因功能及甲羟戊酸代谢分析[J]. 食品与发酵工业,2020,46(17):22-26.
[195] 段云峰,蔡峰,律娜,等. 益生菌促进胃肠道健康的机制及应用[J]. 微生物学报,2022,62(03):836-847.
[196] 王禹心,李雅鑫,肖俊宇. 免疫球蛋白 IgM 和 IgA 的分子机制研究进展[J]. 中国科学:生命科学,2025,55(05):932-947.
[197] 时志琪,王玉桂,李晓璐,等. 分泌型免疫球蛋白 A 和肠道菌群相互作用的研究进展[J]. 中国兽医科学,2024,54(04):541-545.
[198] 李登亮,伊淑帅,郭衍冰,等. 免疫球蛋白 G 提纯方法的研究进展[J]. 中国兽医杂志,2018,54(12):65-67.
[199] Rong J, Zheng H, Liu M, et al. Probiotic and anti-inflammatory attributes of an isolate

Lactobacillus helveticus NS8 from Mongolian fermented koumiss[J]. BMC Microbiology, 2015, 15: 196.

[200] 史敏敏，雷俊梅，崔萌萌，等. 外周血白细胞介素-6 水平联合 CD4+/CD8+比值评估胃癌严重程度和预测复发的临床价值分析[J]. 肿瘤学杂志，2024, 30(07): 599-603.

[201] Dahiya D, Nigam P S. Biotherapy Using Probiotics as Therapeutic Agents to Restore the Gut Microbiota to Relieve Gastrointestinal Tract Inflammation, IBD, IBS and Prevent Induction of Cancer[J]. International Journal of Molecular Sciences, 2023, 24(6): 5748.

[202] 布仁巴雅尔，赵建军，乔晓宏. 马奶营养及其保健作用[J]. 当代畜禽养殖业，2023, 43(03): 43-44+47.

[203] He Q, Hou Q, Wang Y, et al. Long-term administration of *Lactobacillus casei* Zhang stabilized gut microbiota of adults and reduced gut microbiota age index of older adults[J]. Journal of Functional Foods, 2020, 64: 103682.

[204] Yao G, Cao C, Zhang M, et al. *Lactobacillus casei* Zhang exerts probiotic effects to antibiotic-treated rats[J]. Computational and Structural Biotechnology Journal, 2021, 19: 5888-5897.

[205] 高媛，黄芳芳，王家旺，等. 益生菌降胆固醇的机制及其评价策略研究进展[J]. 食品科学，2023, 44(21): 322-329.

[206] 江一帆，滕建文，黄丽，等. 具有降解胆固醇益生活性和后生元特性的乳酸菌菌株筛选[J]. 食品科技，2023, 48(09): 9-16.

[207] Guo C F, Zhang S, Yuan Y H, et al. Comparison of lactobacilli isolated from Chinese suan-tsai and koumiss for their probiotic and functional properties[J]. Journal of Functional Foods, 2015, 12: 294-302.

[208] Wang J, Zhang H, Chen X, et al. Selection of potential probiotic lactobacilli for cholesterol-lowering properties and their effect on cholesterol metabolism in rats fed a high-lipid diet[J]. Journal of Dairy Science, 2012, 95(4): 1645-1654.

[209] Pan D D, Zeng X Q, Yan Y T. Characterisation of *Lactobacillus fermentum* SM-7 isolated from koumiss, a potential probiotic bacterium with cholesterol-lowering effects[J]. Journal of the Science of Food and Agriculture, 2011, 91(3): 512-518.

[210] 曹恺欣，武俊瑞，李煜，等. 酸马奶中抗结核菌功效成分研究进展[J]. 中国乳品工业，2022, 50(10): 34-40.

[211] 王淑梅，王露云，方蕾，等. 乳酸菌抑菌特性及其在发酵乳制品中应用[J]. 食品工业，2024, 45(06): 288-291.

[212] 满丽莉，向殿军，李华，等. 酸马奶源产细菌素植物乳杆菌 MXG-68 的益生特性[J].

中国乳品工业,2019,47(11):8-13.

[213] 孙婧婷. 短链脂肪酸通过影响 TLR4/MyD88/NF-κB 信号通路减轻肾缺血后炎症及纤维化[D]. 太原:山西医科大学,2024.

[214] Chen Z Y,Hsieh Y M,Huang C C,et al. Inhibitory Effects of Probiotic Lactobacillus on the Growth of Human Colonic Carcinoma Cell Line HT-29[J]. Molecules,2017,22(1):107.

[215] Zhang Y,Ma C,Zhao J,et al. *Lactobacillus casei* Zhang and vitamin K2 prevent intestinal tumorigenesis in mice via adiponectin-elevated different signaling pathways [J]. Onco- target,2017,8(15):24719-24727.

[216] 王梓祎,潘建鑫. 脂联素与衰弱相关性的研究进展[J]. 现代医药卫生,2024,40(17):3033-3036+3048.

[217] 刘敬. 高浓度干扰素γ对免疫检查点抑制剂疗效的影响及干扰素γ抗肿瘤机制的初步探索[D]. 石家庄:河北医科大学,2024.

[218] 伊再提古丽·外力,卡丽比努尔·艾尔肯,徐志伟,等. 复合益生菌酸马奶对 AD 大鼠记忆功能及肠道菌群的影响[J]. 中国乳品工业,2024,52(09):5-13+21.

[219] Chen Y,Liu W,Xue J,et al. Angiotensin-converting enzyme inhibitory activity of *Lacto bacillus helveticus* strains from traditional fermented dairy foods and antihypertensive effect of fermented milk of strain H9[J]. Journal of Dairy Science,2014,97(11):6680- 6692.